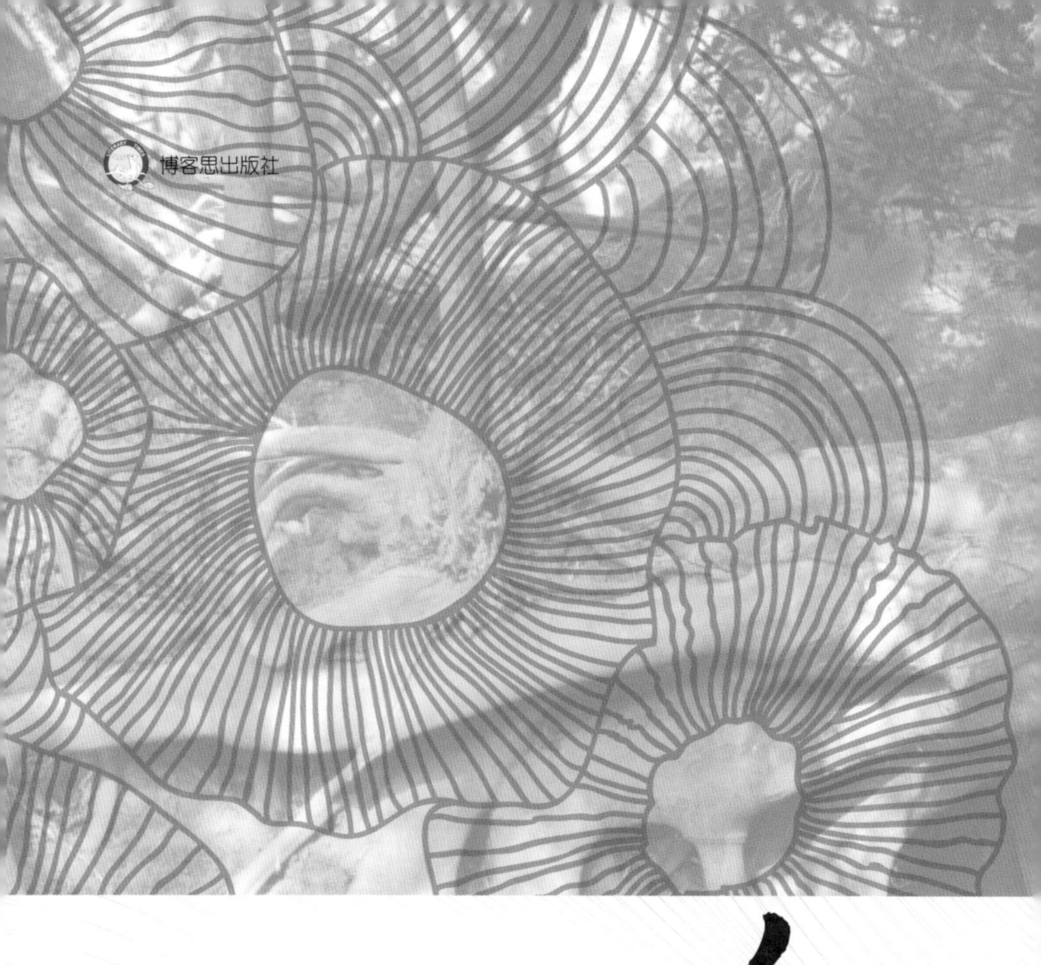

醫療保健 03

大自然的律動

從氣功養生到生態保育

趙標昇◎著

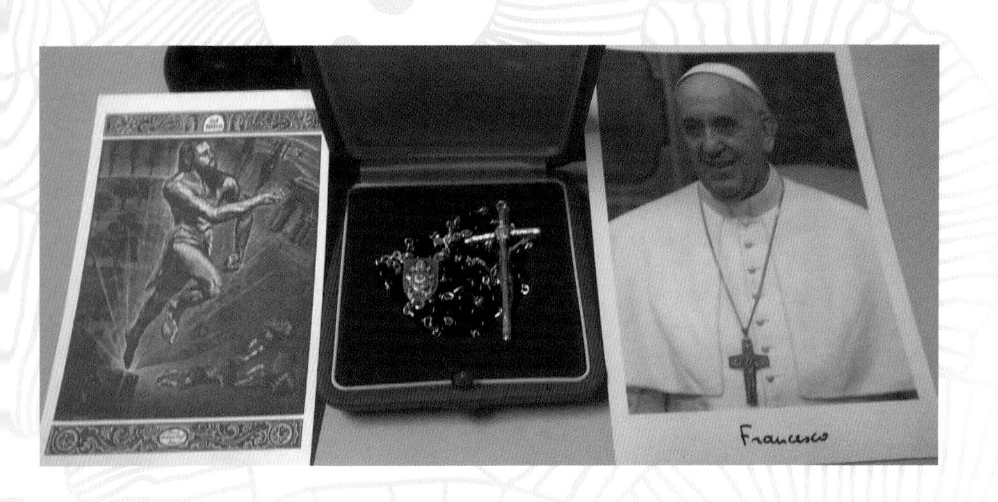

教宗的禮物（上）及來信（左）
此乃緣於 2017 年作者把西班牙文《樹下》一書敬呈教宗
所得之祝福。

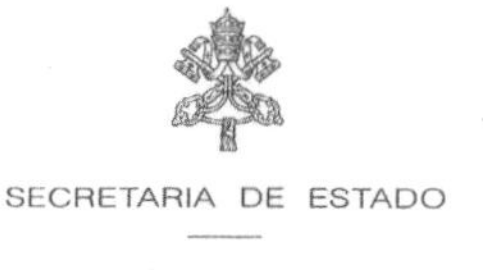

Vaticano, 28 de junio de 2017

N. 361.770

Estimado en el Señor:

Con una atenta carta, se ha dirigido al Papa Francisco para hacerle llegar una publicación de su autoría.

Me es grato comunicarle que el Santo Padre le agradece este amable gesto, al que corresponde con un recuerdo en la oración, para que el Señor lo ayude con su gracia en todos los momentos de su vida. Su Santidad le ruega también que no deje de rezar por él y su servicio a la Iglesia, a la vez que, invocando la intercesión de la Virgen María, le imparte la Bendición Apostólica, que extiende complacido a sus familiares y demás seres queridos.

Aprovecho la ocasión para manifestarle los sentimientos de mi consideración y estima en Cristo.

Paolo Borgia

Mons. Paolo Borgia

Asesor

CHAO PIAO SHENG

BUENOS AIRES

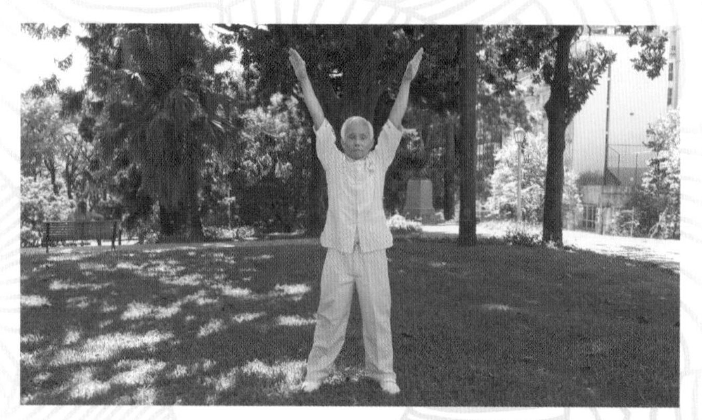

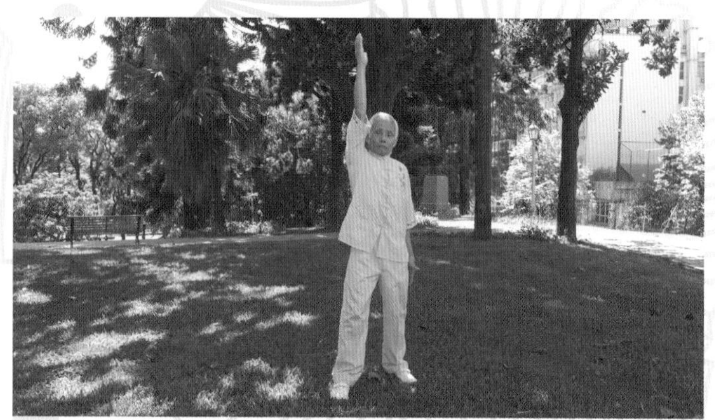

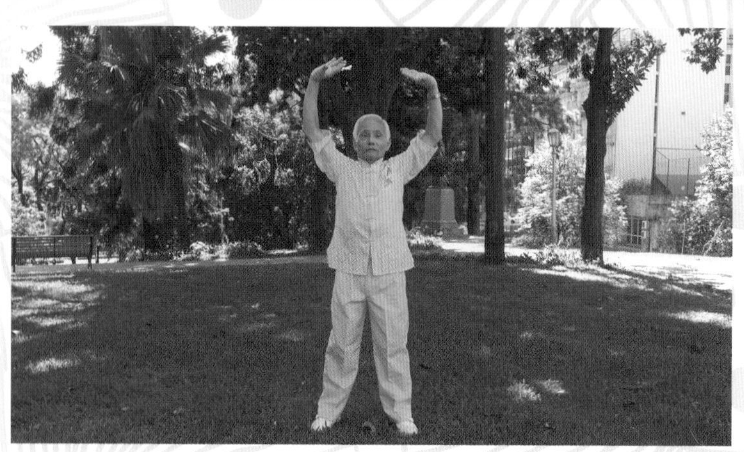

掘識氣功動作示範

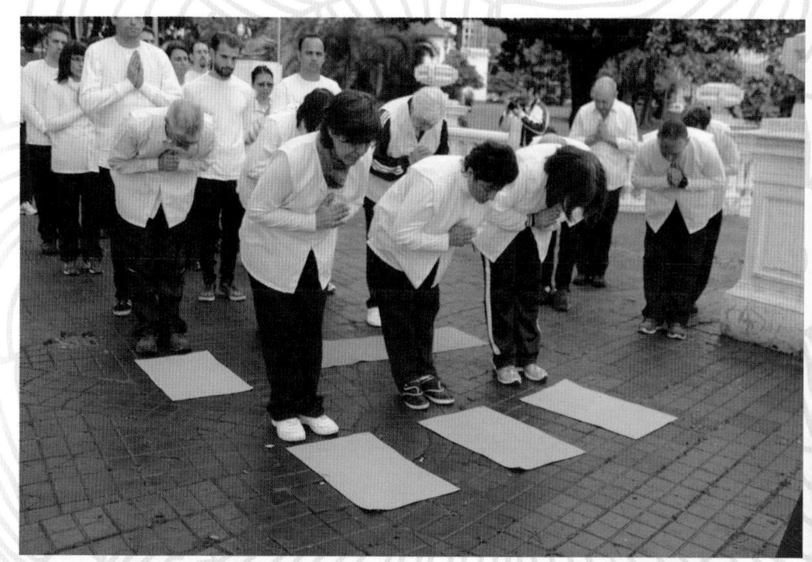

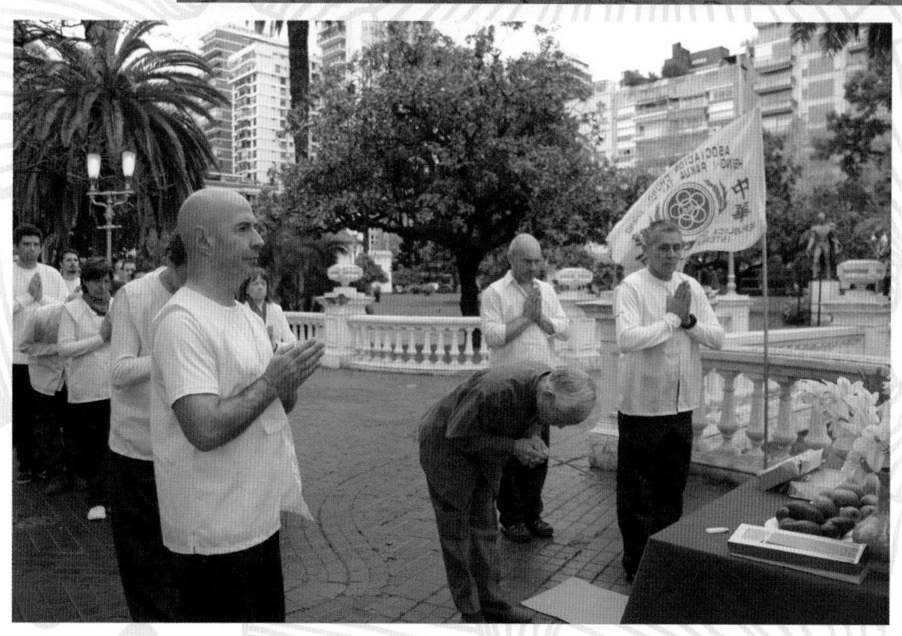

指導學生氣功，也教導尊師重道的價值

指導學生太極拳、氣功，也教導自然哲理

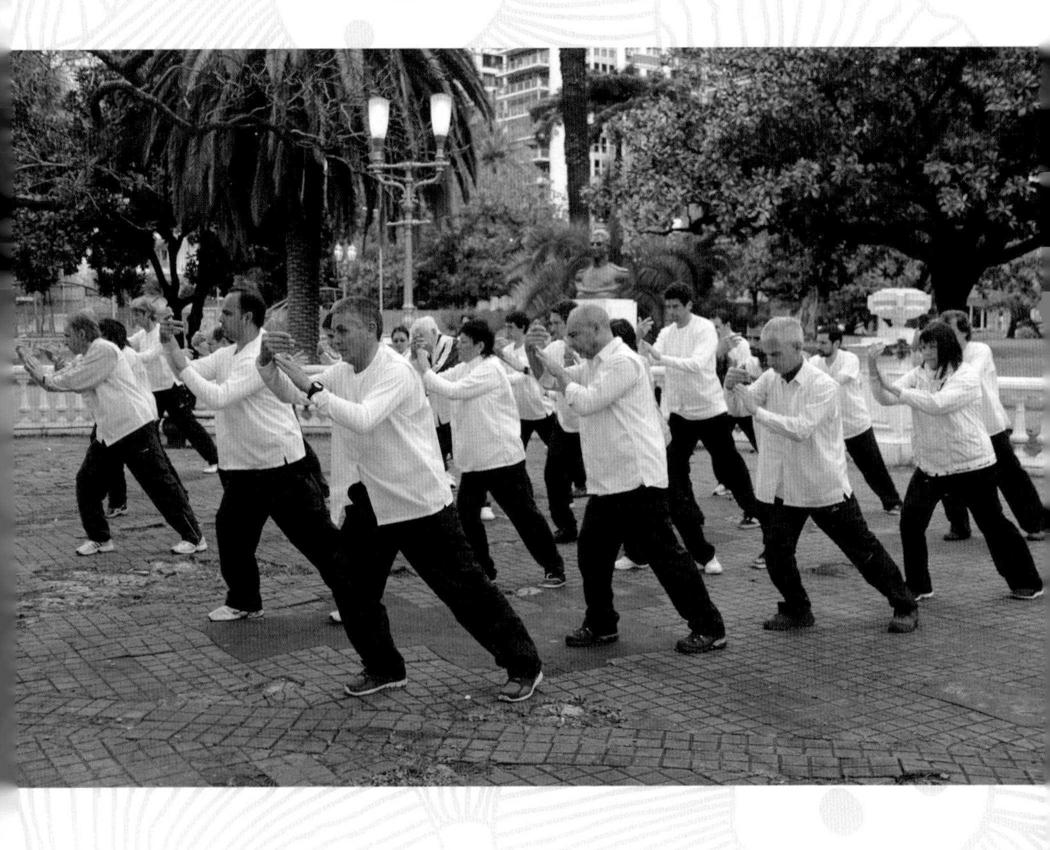

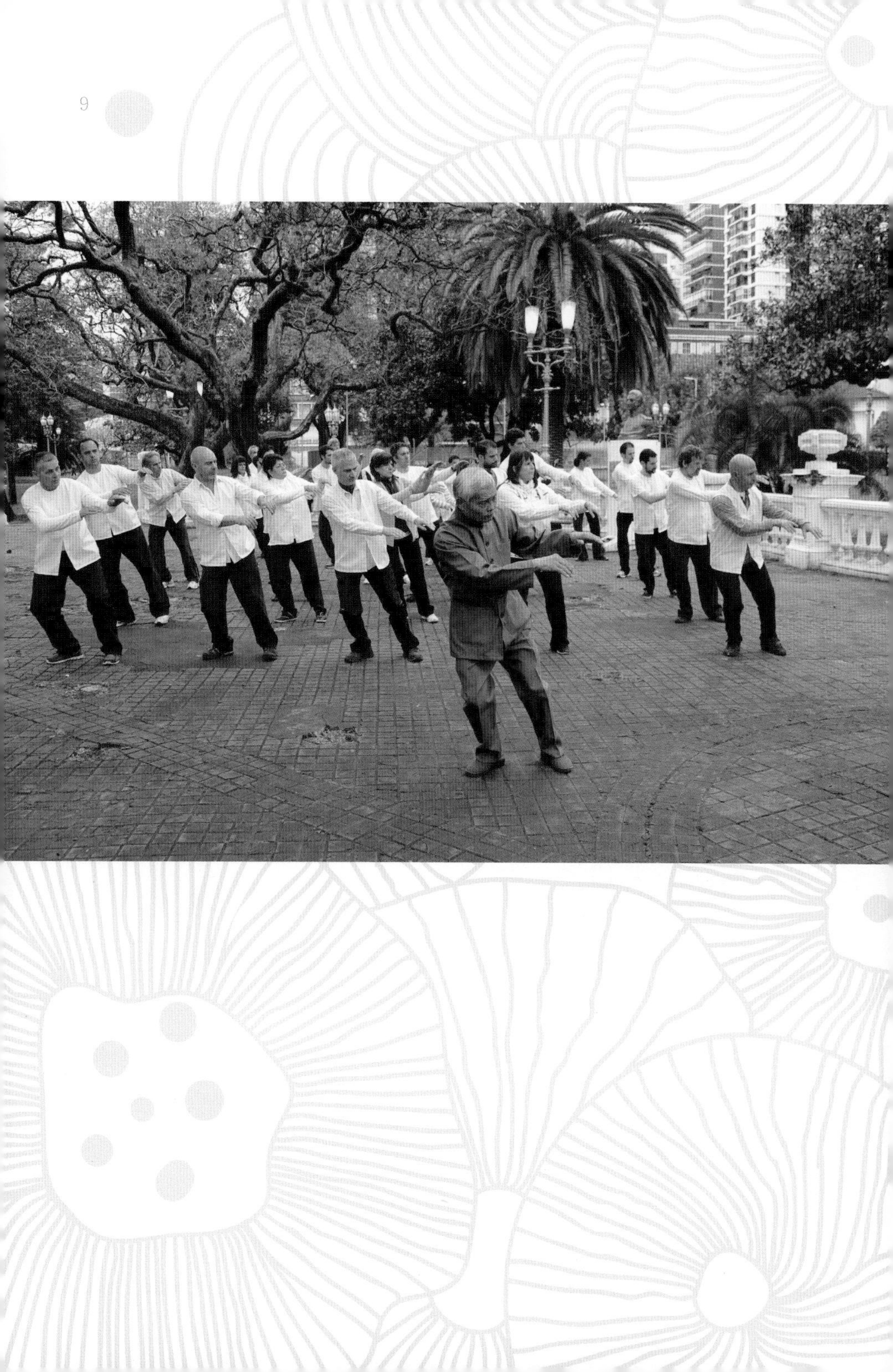

透過植物的生長，能觀察出大自然中氣的流動

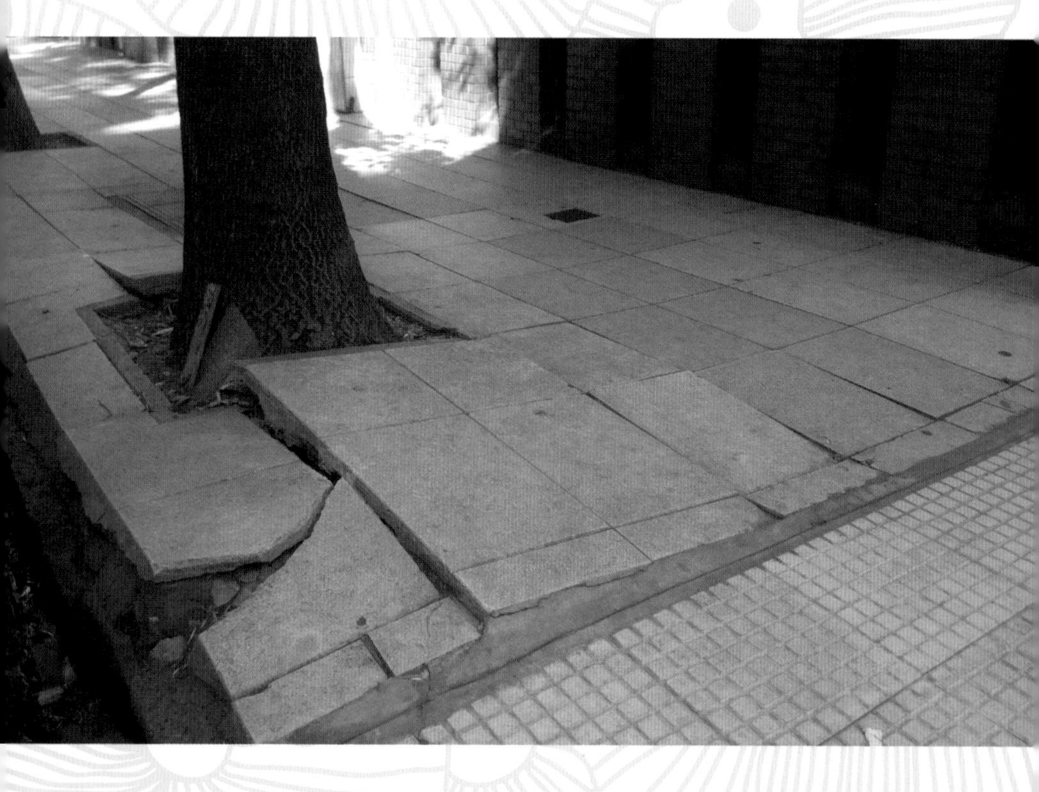

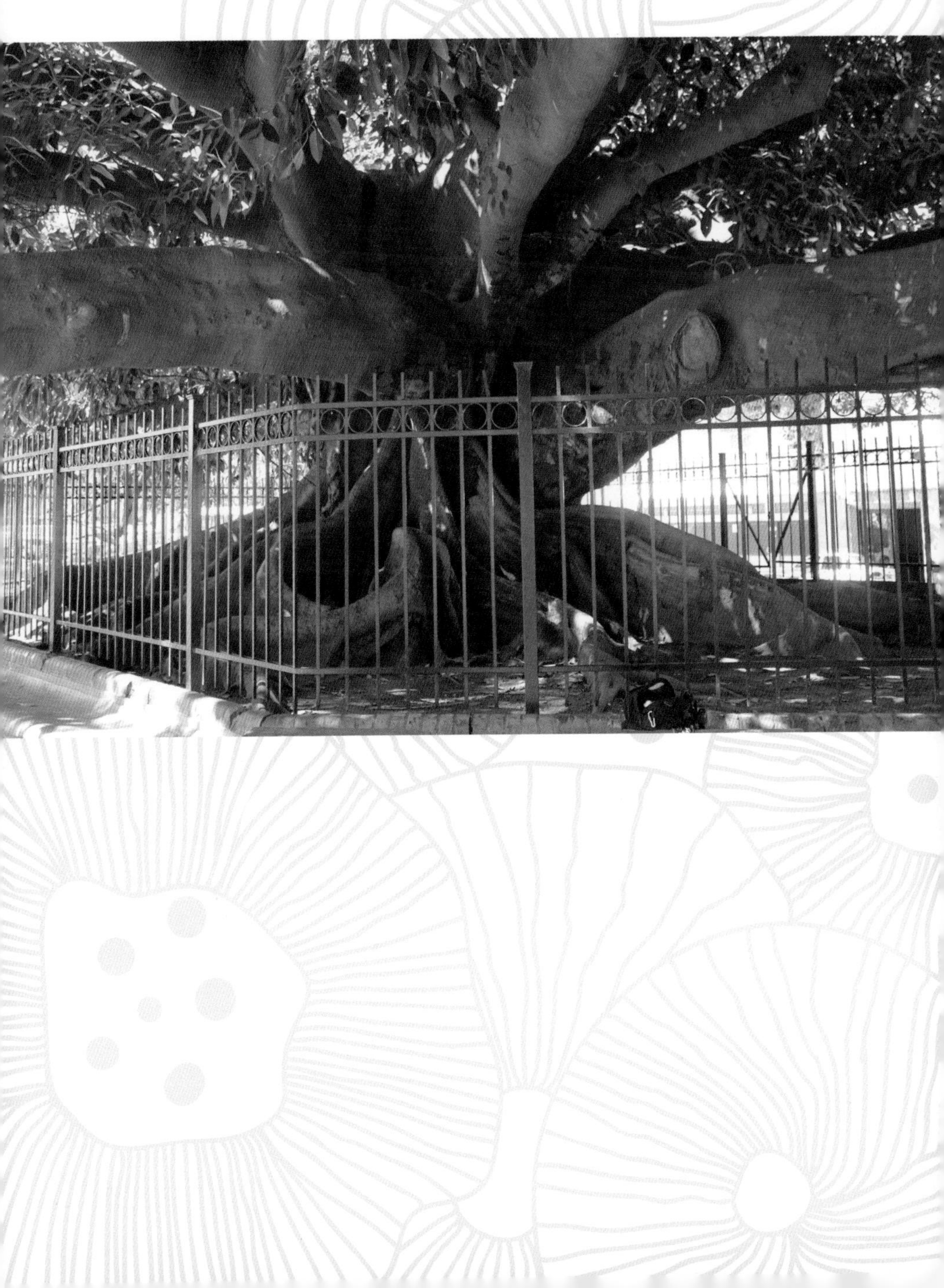

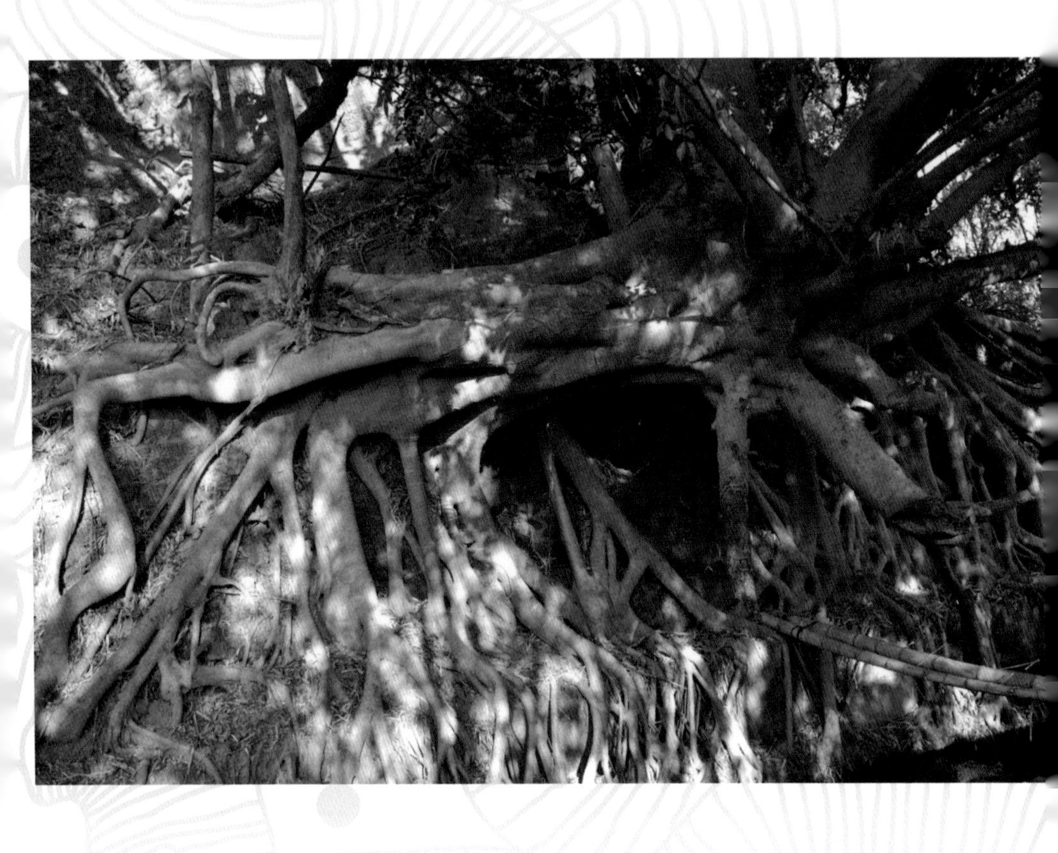

透過植物的生長，能觀察出大自然中氣的流動

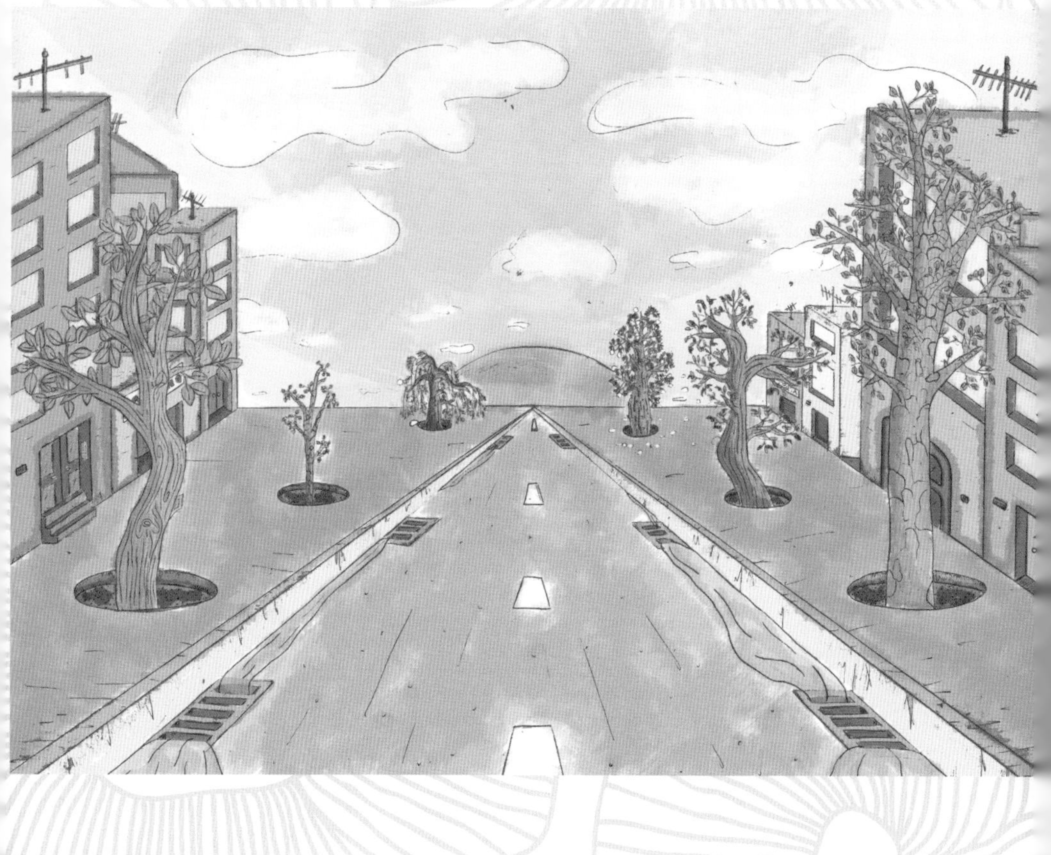

地面與大氣層對流現象

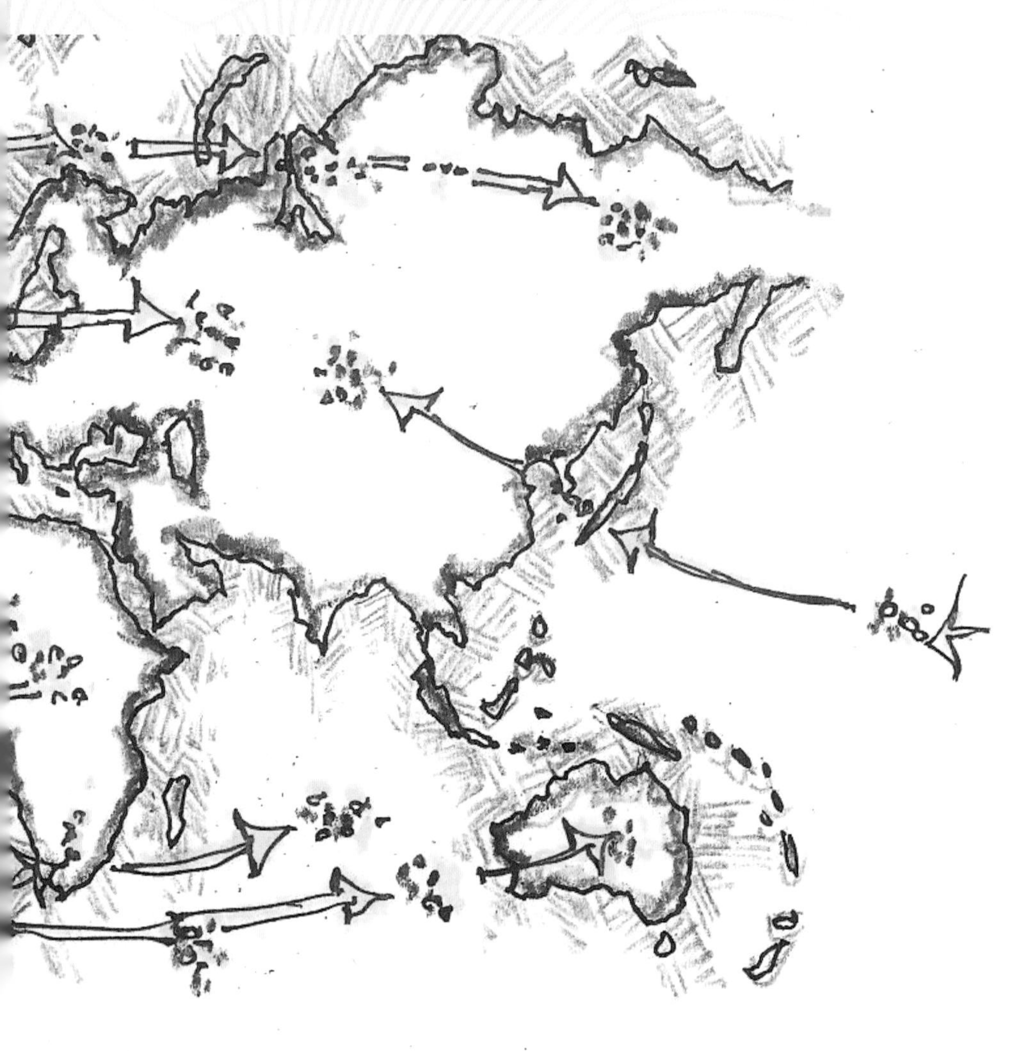

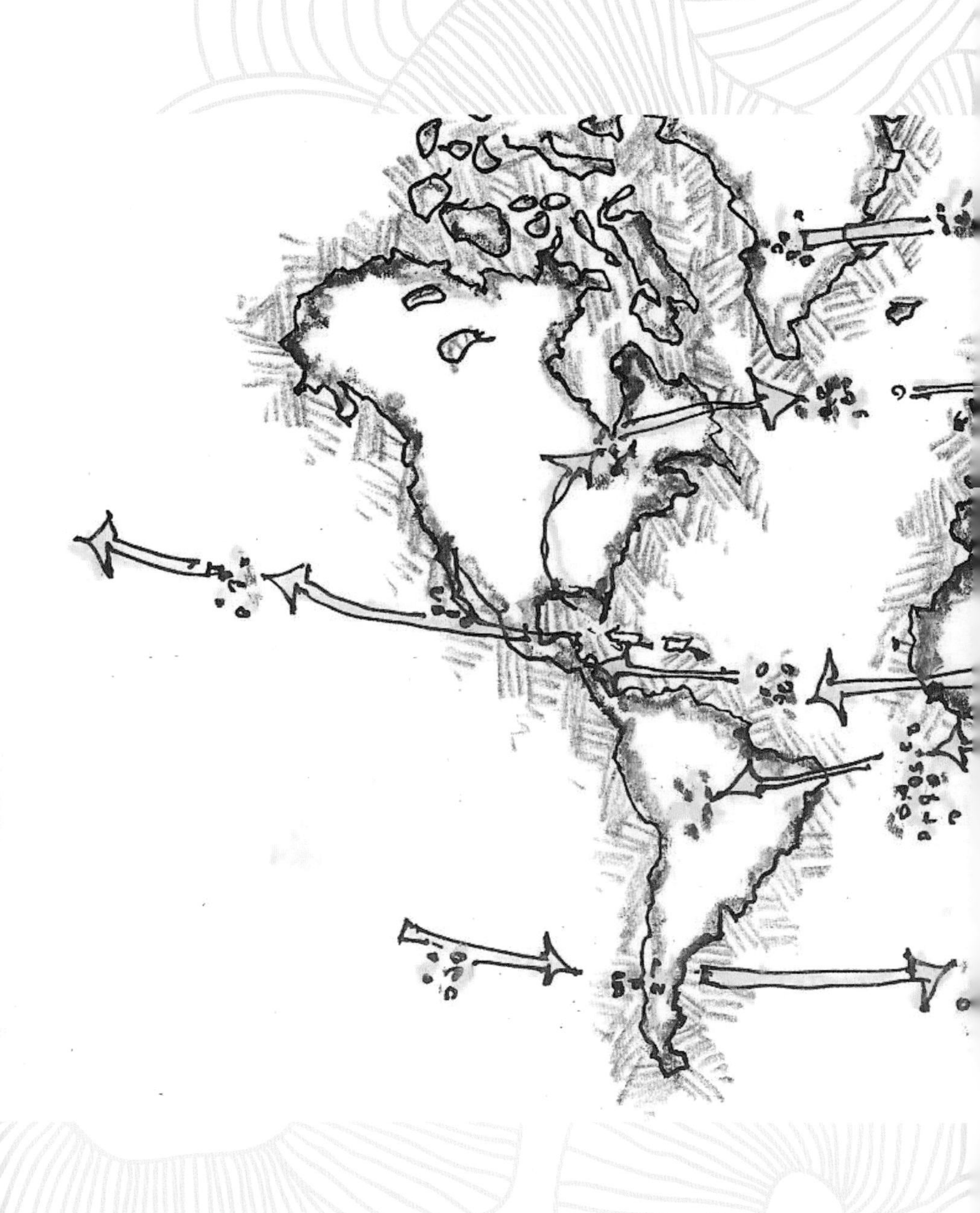

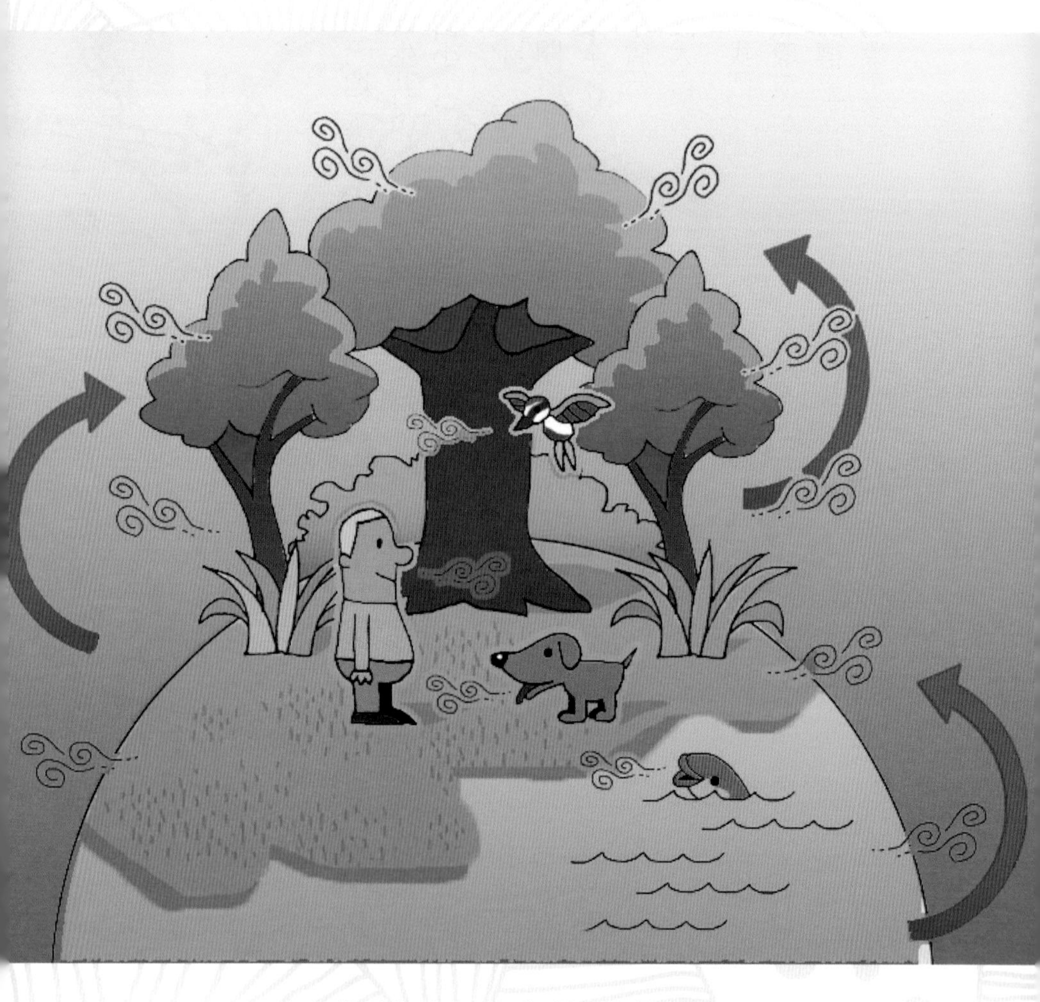

每一物種的呼吸，都與大自然產生關係

學習如何尊重及珍惜大自然

■前駐阿根廷代表處大使　黃聯昇

天地孕育萬物，我們人類來自大自然，取之大自然，亦回歸大自然，天地萬物共生共長。我們處於宇宙星系中，須順應大自然的運作，如道家說：「人體是一個小宇宙。人體的微觀結構和運行原理和宇宙是一樣的。」

十八世紀中葉工業革命以後，工業進步帶動經濟繁榮，人類為追求經濟發展，過度開發地球上天然資源，使大氣中二氧化碳含量增加，促使大氣溫室效應加強，導致全球溫度上升。儘管日前環境保護意識逐漸抬頭，但環保與經濟發展之衝突與矛盾始終存在。隨著氣候變遷所帶來大自然極端事件頻率愈來愈高，愛護地球，保護大自然實為刻不容緩之務。

我們與天地共生息，應學習尊重及珍惜大自然，更有責任去維護我們居住的自然環境，除落實環保外，並從個人及根本上做起，包括正心及修身養性等。趙醫師標昇教學氣功數十載，從氣功養生到生態保育的多年心得，看似不同領域，實為環環相扣，頗值大家參閱。

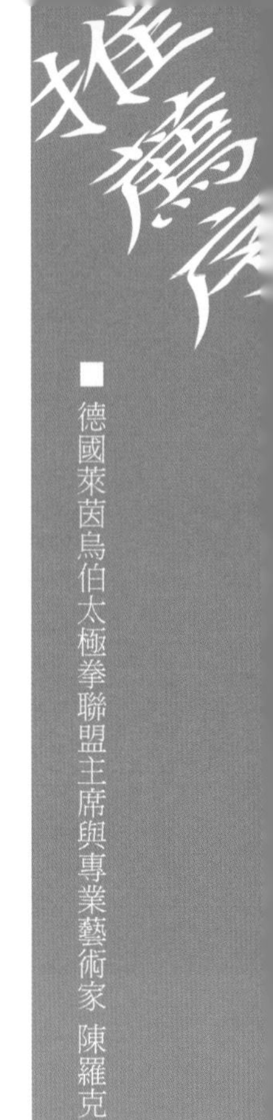

■德國萊茵烏伯太極拳聯盟主席與專業藝術家 陳羅克

地球面臨嚴重環境問題的一劑良藥

趙標昇老師的清名，是我在二〇一三年首次應邀到阿根廷參與協助舉辦第一屆汎美杯太極拳錦標賽時就已熟悉的。印象中知道這位來自台灣的太極拳老師，在阿京首都教授太極拳數十年，為人謙遜同時受學生敬重⋯⋯當聽到他總是勸學生不要參加任何比賽或強出頭時，使我不禁對這位常年推廣中華文化的「趙老師」起了想結識的好奇之心。雖然舉辦太極或武術賽會的用意在於推廣交流與獎勵後進，但另一面心裡卻也知道真正深入的拳藝與崇高的太極哲學人格是不適合拿來比賽較勁用的。這也是我多年來在海外推廣太極拳時常面臨的問題與感到兩難的情況⋯⋯二〇一四年我再度應邀赴阿根廷參加在首都布宜諾斯艾利斯所舉辦的國際藝術雙年展之際，此時終於有緣認識了久仰已久的「趙老師」。

趙老師為人謙和低調，平實而慈悲為懷。除了在氣功、拳術上有獨特的風格與見解外，推拿與針灸的醫術尤其是高明令人佩服。記得有一次我在烏拉圭旅行時不慎傷到了右腳腳跟；當時幾乎無法行動的我，所幸在他悉心推拿與電子針灸的治療下，讓我能在短期內得與康復並且至今沒有任何後遺症，這是我由衷感佩的。

「氣」是一種無形飽滿的狀態，「能量」是「氣」的呈現，彼此的互為表裏，一體兩面。我們日常生活中常用在人身上的用語，從「氣色」、「生氣」、「人氣」、「氣勢」，用在大自然上的，如「大氣」、「天氣」、「氣流」、「氣候」……等等。氣是無所不在，存在於所有生物體、植物體、微生物、細菌……舉凡一切會毀壞的物體中「一花一草，一鳥一石」都有「氣」的存在。我以為所有會毀壞的生物與物品都俱有能量，也就說都俱有「佛性」，對任何外來影響或衝擊都能感應與記憶的。如果我們對周圍的「氣」或「能量」仍有相當的敏銳與感應力的話，當我們進入一個空間或是房間中，便能感受到當下這個空間的「氣場」如何；假設在這裡曾發生許多愉悅與美好的事，空氣中的分子與微生物也體驗、記憶著美好愉悅，從而散發出正面愉悅的能量，會讓人感受到有莫名的舒服「氣氛」。反之，所感應到的將是帶有負面能量的「濁氣」、「穢氣」與「晦氣」，讓人有窒息與非常不舒服的感覺。所以說，在我們日常生活的空間裡，是否愛惜物品與小心輕放看來也都會影響到整個環境的「氣氛」；德國人愛惜汽車與各種日常使用物品，當我們走進他們的生活環境中，很自然地會有一種令人肅然起敬的感覺，這就是很好的一個例子。而這種對「氣」的感應、辨識、傳達以及呈現的特質，我們常形容它為「佛性」或是「靈性」。

在大自然中「氣」的呈現有許多不同的方式，比如說：風能、水力、火力、動能、電能、光能、生物能、原子能……等等，不勝枚舉；這些都還是我們人類在有限知識下所能觀察與理解到的能量，「氣」就像是化學元素一樣，是可以互相影響、加減、排斥、相吸、融合與轉換、傳遞的。同時能量也有正有負，有快慢強弱，有短暫有持續等的分別，在中國「氣」的哲學中則可統稱有陰陽之分。

人體中的許多現象是可以比照大自然中的運行與法則的；藉著微觀大自然，與大自然合而為一，是探討人體本身的各種變化與奧妙的一個重要的依據與方式。舉例來說，人體的氣血循環如同空中的風向與氣流，地表的河川與海裡的洋流週而復始，人體中也有四季寒暑的變化，人體的氣與血就因冷暖寒暑而有不同的呈現與影響。在現代科學、天文學等的研究下，更證明了人體有如一個「小宇宙」。大自然在地球的自轉、公轉，月球與地球的遠近，而至因太陽表面活動情況，都會有相當的改變與影響，因此存在於大自然「大宇宙」中的人體「小宇宙」，自然界的些微變化都與我們息息相關並且有重大的牽連。

今天地球的大環境，由於人們的極端物化與貪婪，對大自然已造成短期間無法彌補的傷害。人們已逐漸失去了與自然和諧共存的本能，強烈的物質慾望逐漸掩蓋了我們與生俱來對氣的感應與辨別能力。

趙標昇老師熱愛自然，對自然界中的變化循環以及與人的關係觀察細微，再加上他本人又精通氣功、拳術與醫術，因而能將中華文化中「天人合一」的哲學以現代科學的方式解讀並且融會貫通。同時他以深入淺出的大自然常理與實際又簡易的氣功運動，讓我等重回大自然的懷抱；書中以愛自然、愛地球為出發點，重新藉著地球的「氣」與大地和諧共存，使美好、正面的佛性與靈性充滿在我們的生活空間。趙老師這本「大自然的律動：從氣功養生到生態保育」一書，無疑是在當前地球面臨嚴重環境問題的一劑良藥，也是我們修心強身，尋回心靈中的「真、善、美」以及達到「天人合一」的最佳指南。

陳羅克 謹序 二〇一六年初春於德國烏伯塔爾

March 2016, Wuppertal, Germany

■佛教慈濟大學宗教與人文研究所教授　林建德

「以自然之道，養自然之身」——從「氣」的修煉到天人合一

我的岳父趙標昇先生要出版他平生第一本書。說老實話，一開始他向我提及要寫一本跟氣功和環保有關的書時，我是持保留態度的；之所以「存疑」，不是懷疑他是否寫得成，而是想到坊間相關書籍雖不至於目不暇給，但確實已琳琅滿目，如何在眾多出版品中脫穎而出呢？

然看完整本書後，發現我的「存疑」是多餘的，這確實是一本相當特別的書；而且不只特別，還相當「重要」。

書中所述，除氣功教學外，還包含健身、治病、心性修養、生態保育、植物栽種等，試圖提供現代人一個開闊的視野，整體反思、觀照身心靈以及大自然的

一切，包括練氣者應有的身體觀、心靈觀、養生觀、人生觀、生命觀、自然觀等，如此寬廣的思考格局，乃是市面上氣功書籍所少見的，而本書卻作了這樣的嘗試。

以下我列舉本書七點特色，當作是我閱讀後的心得報告：

一、「氣」是生命的根本

「生命就在呼吸間」，一口氣吸得進去若吐不出來，或者吐了出來卻吸不進去，生命即宣告結束。但呼吸無時無刻持續著，我們一天究竟花多少時間專注在呼吸上呢？

事實上，「食氣養生」、「服氣療病」本是老祖宗的智慧，中國人練氣之傳統由來久矣，如《老子》之「心使氣曰　」、「專氣致柔」，以及《孟子》之「吾善養吾浩然之氣」、《莊子》的「毋聽之以心，聽之以氣」等；包括佛教也特別重視呼吸的練習，佛陀當初亦以所謂的「安那般那念」（簡稱「安般念」或譯為「入出息念（觀）」、「持息念」、「數息觀」等）作為專修的法門，純然以呼吸為觀察的對象，從覺知每個出息和入息來內觀身心現象，直至解脫的實現。可以說

「氣」的提出和呼吸的重視，乃東方傳統文化對人類文明的一大貢獻。

進言之，我們談身心關係，強調照顧好自己的身體和心靈，但在身心之間有一種存在，古代哲人稱之為「氣」，它既不是身、也不屬於心，但卻關乎身、也關乎心。心、氣和身三者密切相關，如一個人心情不好，我們會說垂頭喪氣，久而久之氣血循環差，自然容易致病；相對的，一個人常保心情愉悅，精氣飽足，則不只身體健康，而且也容光煥發。

一般所說的「運氣」，固然是一種運氣，但這也是要運行自己的氣，使得調順才有好運氣。意即「氣」的通暢會帶來好運好命；相對的，一般所謂的惡性循環，亦和「氣」有必然關係。人一旦氣力充足，心力就會強大，當精神能量夠大，我們所認為的困難就會變小，可以說幾乎所有的成功者，「氣」是其中一個主要因素，如「力拔山兮氣蓋世」、「氣壯山河」等，指得都是一個人功勳彪炳、得勢的精神狀態。

所以養心在於養氣，練身更重於練氣；以「氣」為入手處，來統貫身心兩者，不只是修行的關鍵，更是人一生成敗的樞紐。因此，面對人世間各種挑戰，若信心不足，擔心自己做不到、做不好的人，可以多練氣；當氣練足了，心力就強健起來，人生就沒有克服不了的難關。

二、調身、調息及調心的整體修煉

一般練氣只談健身，但卻很少提到修心，然在中國古籍談練氣時一定包含練心；換言之，一個完整的修煉，當包含調身、調息（氣）及調心三個環節，而這是本書作者再三強調的重點。

雖然單單只是健身也很好，但深度不夠，有時僅淪為氣功表演，甚至成了展示炫耀的工具。可知，練氣有很多種層次，治病、健身、養生、修心、體道等，可以說淺者練淺，深者練深；但本書作者不是停留在治病健身的層次，還希望透過練氣打拳認識身體，了解大自然，試圖提供一個宏觀的眼界和視野。

職是之故，相對於現在練功者以技擊格鬥求勝，本書作者強調練氣練拳外，更重於練心。如作者練拳近五十年，卻從不和人比武，記得有一次我好奇問他：

「不和人切磋比武，怎麼知道自己功夫如何，讓自己更進步呢？」

他回答說：

「比武通常是為了求勝，但真正武德是內在的，自己和自己比。」

又說：

「今天你打贏了，被你打敗的人，一定會想再來挑戰；反之，你打輸了，你也會想再贏回來。這樣比來比去、沒完沒了，索性都不比，大家相安無事。」

如果對方再三挑釁（或挑戰），他會說：

「你贏啦！你比較厲害！我的沒有什麼⋯⋯」

可知，作者習武練拳實是為了修心，特別是「內家拳」顧名思義所重的即是內在修養工夫，因此他打拳從不是為求爭勝，而是透過拳術讓自己心性昇華。相對的，學拳不時想找人比武爭鋒，很可能贏了別人，卻輸了自己，讓自己心懸於此，患得患失而不得安寧，畢竟一山還有一山高，永遠有比不完的對手。

如同《老子》說：「勝人者有力，自勝者強。」只有自己才是自己最大的對手，真正的強者不在於打贏別人，而在於戰勝自己，人世間最重要的事，亦莫過於此。而作者把練氣練拳提昇到心性層次，這是本書的特點之一。

三、導引治病法

作者在阿根廷的診療方式也頗具特色，而且值得大力推廣。如現在台灣的醫院、診所，不管西醫中醫，幾乎都是開藥方進行診治，而作者常依照每個病人的不同狀況，給予動作上的指導，認為每一種疾病都與氣血阻滯有關，而如何透過身體動作的導引，疏通經絡，成為他「對症下藥」的手法之一。

例如因脊椎問題所引發的病痛或行動不良，作者就有好幾種練習動作來改善或復原；而這種依「導氣」與「引體」所成的醫術，既不吃藥打針、也不多花錢，實應給予高度重視；前陣子台灣掀起「拉筋治病」的風潮，我想都是相近的道理。

作者長年習武，包括空手道、太極拳、八卦掌、形意拳等，而藉著練武培養對身體的敏銳覺知，在這過程中一直領會身體動作和氣血循環暨健康的關係。一如古來所謂「導引術」，即透過動作牽引而牽導氣血的順暢運轉，使疾病祛除，如《莊子》：「吹呴呼吸，吐故納新，熊經鳥伸，為壽而已矣。此導引之士，養形之人，彭祖壽考者之所好也。」即透過呼吸吐納，配合「熊經」、「鳥伸」等各種動作體態，使氣血流通、身體柔軟（即古人所說「導氣 和，引體 柔」），而實現如彭祖一樣長壽不老的境界。

在武術的基礎上，作者又進一步學習傳統醫療，在他的診所即以針灸、推拿、整骨、按摩等為服務項目，並兼教授拳術、氣功和禪坐等，三十多年來已在阿根廷立下風評口碑。

作者曾告訴我，面對疾病當「百分之三十靠醫生，百分之七十靠自己」，病人不要期待醫生能解決所有問題，最重要還是要靠修煉，靠自己調養及轉化身心狀況，才是真正「治本」之道。

此外，作者看診的原則是能一次處理好的，就不要讓病人回診第二次，一次就儘量給足病患的需要，其中動作教導是一個重點，鼓勵病患自己練習來實現「自癒」的目的。如此獨特的診治模式，經口耳相傳後，在阿根廷當地屢獲佳評，卻從未有廣告宣傳，也沒有立下任何招牌。

四、東方醫療保健觀念的傳遞

在傳統醫療的學習上，作者不同於學院派科班背景出身，但他從對打拳的體會中，以及氣功、打坐的體驗，培養出對身體的認識，領悟身心的運作及氣血的流動循環，而自行摸索出一套治病模型，應用於自己和病人身上，並在不斷的嘗試和修正中精進醫術。

這讓我想到，從事傳統醫療，除了和西醫一樣要上課、讀書、受訓實習外，亦有兩個點份外重要：

第一是「天份」，傳統醫療未必像西醫有嚴密的SOP（標準作業程序），即便有也莫衷一是，亦不強調儀器檢查；而古法之「望聞問切」，但憑感覺的直觀感通，如此「運用之妙，存乎一心」，沒有一定的天份，未必得以抓到要領。

第二要「修煉」，如果傳統醫療工作者，若能一直培養對身心的覺性和敏感度，將可提昇身體細膩而深入的觀察。如此包括佛教「身念住」的修學，以及如太極拳、氣功、禪坐、瑜伽等亦都為修煉之一種。無怪乎，整個《黃帝內經》談治病養生，首重不外是恬淡虛無、精神內守、志閒少欲、呼吸精氣、獨立守神等字句。

如此，作者行醫依據之一，在於他修煉時的身心體悟，其中以古老經絡穴道理論為基礎，加上長年打拳及禪修、氣功所得，而建立自己的醫療圖像。可知對身心的認識，除了是採科學進路，從腦結構和生理系統的「第三人稱」（the third person）方法進行實驗、觀察，而提出理論的描述與解析外，「第一人稱」的經驗體證，也是重要門道之一。

如此，關於「身體」這門學問的探究，以及關乎疾病排除和健康促進，不因全由西方實證科學來主導，身心的探索不只是科學問題，而且也是人生暨價值問題；如此東方觀點的介入與取用，也值得現代醫護人員的重視。

五、生態保育的呼籲

中國傳統醫學一方面藉由「仰則觀象於天，俯則觀法於地」，從大自然的觀察中，推想事物運行理則，並對應人體的運作規律，講究順乎自然的生活之道；另一方面也透過對身體的自覺及內觀，歸納諸如經絡運行秩序，得出治病原理。

傳統中醫被視為是一種自然醫學，而之所以稱為「自然」，其中意蘊相當深遠，不管在哲理或應用的層次上皆然；其中立論基礎在於「天人合一」或「天地人三才一體」，也如《老子》說「道法自然」，顯示「自然」和「道」之間密切關聯。在順應自然的見解中，發展出一套呼吸/吐納、導引、按摩、推拿、草藥等自然療法，以促進氣血循環，恢復健康。

而既然取借「自然」之力獲得療癒，我們對自然的認識與保護就相當必要，而這是本書所欲強調的重點之一。

如前所述，調身、調息及調心之修煉乃是全人關懷的實踐，而如此強身健體以及心性修養的關鍵在於「呼吸」，而多少運動員，包括練功練拳的人，注意到我們的空氣品質如何呢？

台灣西部空污問題嚴重，已成為國人共同關心，PM2.5 污染物質不時瀰漫，天空常是灰濛濛一片；莘莘學子上體育課前，常要先看看戶外空氣如何，若掛起「空污旗」警示，孩童就只能留在室內上課。如此空污問題日益嚴重的今天，這本書更顯其重要性。如前些時日各國領袖齊聚巴黎召開氣候變遷會議，可知生態永續發展是舉世關注的課題。

除了空污問題，二〇一五春天全台諸多縣市水庫告急，不得已要實施限水措施，一些耗水行業如游泳池，也被迫歇業。此外，二〇一六年農曆春節前夕，南台灣強震造成大樓倒塌，成為一百多人葬身之地，這些固然都可說是天災，但一如空污不是自然形成，而和人類破壞相關，缺水、震災等亦復如此，這些都是台灣社會必須共同面對的挑戰。

除了仰仗政府施政的改進外，身為地球公民一員的我們，若不反省暨改變自身的生活習慣，還是恣意破壞生態、浪費資源，遭殃的不是我們自己，就是我們的下一代。而本書作者不只提出他的觀察，還試著提供可能的建言解方（如「多種樹」），讓我們共同為生態浩劫盡點心力。

六、親近大自然、愛護大自然

如前所述，練氣不只是健身，亦為求鍛鍊心性、陶冶品格，而且不只是品性，而且要「贊天地化育」，意即能師法自然，終至通達於道，這亦是本書致意所在。

如以「種樹」為例，透過「拈花惹草」來怡情養性，古今中外不乏其人，而從栽種植物去貼近土地，可說是回歸自然的過程，也是簡樸生活的象徵；人類的文明隨著農業進入到工商業、資訊業等時代，已離泥土愈來愈遙遠，也漸失人性純真的那一面。而現代人許多「文明病」亦和此有關，近來所謂「園藝療法」的推展，亦有其一定的作用和道理，顯示植物本具的療癒功能。

雖然一般視花草樹木是「無情」眾生，但現在愈來愈多研究指出，植物固然沒有像人和動物一樣的神經系統，但植物也是有情感的，有喜怒哀樂等情緒反應，同樣需要被愛、被呵護；這似乎呼應中國佛教「無情有性」之說，即草木等無情識生命一樣具有佛性。

甚至「草木有情」，植物不該被視為是無情眾生，而卻同樣有著豐富情感；

如日人橋本健所著《植物有心》（王炯如譯，瑞成書局二〇〇九年出版）一書，佐證了這一想法，只要我們情感夠細密敏銳，這世界任何生命的存在，都是我們寄予關愛的對象，所謂「感時花濺淚」、「一枝一葉總關情」，似蘊含了這樣的意義。

一個練氣、練功有成的人，必然帶有對大自然有深切的關懷，我們所呼吸的新鮮空氣正有賴於大自然生態的平衡。因此不管植物到底有情、有心否，但可以確定的是，人類都必須好好善待之；畢竟植物在我們賴以維生的需求中，扮演著極關鍵的角色，我們照顧它、滋養它、保護它的同時，亦也在照顧、滋養及保護我們自己。

七、傳統國粹遠播異鄉

三十多年前作者依著王樹金老先生的「託夢」，漂洋過海大半個地球，到一個全然陌生的地方傳藝授拳，這一待就是三十餘年。在這之前，作者從未離開過台灣，沒搭過飛機，第一次的出國搭機，就是穿越大半個地球，帶著妻子及三位幼女，孤注一擲未來的後半生。

南美洲，這個距離東方如此遙遠的國度，如何可能接受武術、中醫等國粹呢？如一賣鞋的人走到一個不穿鞋的城邦謀生，情況不是大壞就是大好——正因為城民不穿鞋，所以乏人問津，生意冷清；但反過來說，也正因為城民不穿鞋、沒鞋穿，所以鞋子大賣，生意興隆。

作者說他很幸運，雖然人生地不熟，語言不通，但一路走來都有貴人相助，即便遭遇困難亦皆能化險為夷。

在移民阿根廷三十年的悠悠歲月裡，練拳、教拳始終是他的生活重心，不只樂在其中，同時也是經濟來源之一。三十年間學生們來來去去，雖不至於桃李滿天下，但也小有成果。至少傳統醫學所提供的另類療法，令阿根廷人在主流醫學外有不同選項，許多的慢性病、莫名疼痛等，確實在中醫或民俗醫療間得到改善或控制，於是奔相走告，作者終在此落地生根。

在閱讀阿根廷學生的心得中，可知作者的教導是「眾裡尋他千百度」中獨一無二的，不只是拳術、氣功等，還包括生活的指引。

我曾參加作者每週的太極拳教學，我們一到練習的公園，三十多位練拳學生集體合掌禮敬，如此尊師重道，遵循舊時師徒武藝相傳的古風，從中也看出這群阿根廷人練拳的虔誠心意。及至練拳結束，這群洋人學生再度合掌作揖，恭敬表達禮謝；古人傳武授藝的情景在遙遠的世界這一端重現，令人相信傳統國粹的未來是很有希望的！

這對長期浸淫東方思想的我，不免有一些雜想感觸，如對洋人之學拳若渴，愛慕國粹，令身為華人的我感到榮耀，慶幸自己能讀寫中文，「解碼」東方思想，進一步欣賞傳統文化的美與崇高。此外洋人學拳的認真態度，相較於我們多數華人的陌生冷淡，不知珍惜把握，甚而棄之如敝屣，多少令人覺得遺憾。東方文化如何找回自己的主體性，進而引領世界潮流的發展，身為東方人的我們當有所自許。

盛年時期的一場夢，以及懷抱發揚國粹的使命，決定了一生的路；即便外在形勢陌生險峻，但「有心就有力」，猶能在異地他鄉中開創一片天！而作者傾生命之力的實踐和體驗，常帶給我書本上吸收不到的新知，也讓我深一層讚揚東方思想的博大精深，美不勝收！

* * *

以上七點是我從這本書所引發的感想，然我比讀者幸運的是，作者是我的岳父，我有機會親身接觸，近距離互動，有著許多的學習機會，也時常在一些言談中獲得啟發。例如許多運動員習慣於鼻吸口呼，但作者卻堅持鼻吸鼻呼是更好的運動換氣方式（當然游泳除外），他認為鼻吸鼻呼的心較細、較綿密，鼻吸口呼卻較粗糙（誠然，在靜坐時是「眼觀鼻、鼻觀心」，而不是「眼觀口、口觀心」）。其它包括「意到氣到」、「動作配合呼吸」等諸多觀念，都讓人獲益匪淺。除了「言教」外，我的岳父也都親身實踐，不只生活簡單儉樸，而且還長期吃素，自種花草樹木，還默默追隨證嚴法師行善達二十餘年之久。

總之，這本書不只要「以自然之道，養自然之身」，而且也要「以自然之身，修自然之道」，可說是一種以大自然為關注的氣功養生術。本書作者雖是我的岳父，但「內舉不避親」，我願意鄭重推薦這本書給各位讀者。

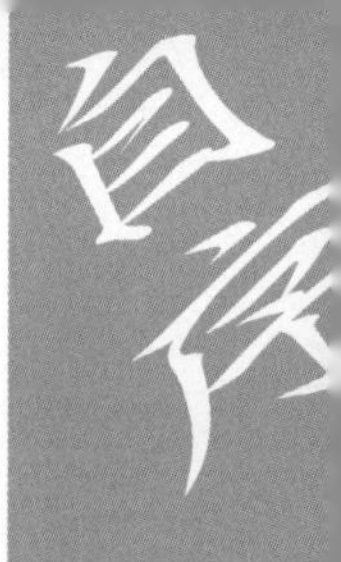

大自然的律動：從氣功養生到生態保育

余自幼喜愛聽村莊上的長者講古，有關於人生經驗、為人處世、學武要訣等。例如時常聽「江湖一點訣，講破不值錢」等語句，而觸動我對武術的濃厚興趣，以及如何選擇門派的要領。

但因家境貧寒，兄弟姊妹眾多，雙親為了張羅三餐已是力不從心了，豈能妄想學武術？但學習動機始終不輟。因此自高中開始，選擇半工半讀的方式，除了能自己付學費外，還可滿足我對學武術的渴望。剛開始我選擇練習空手道，在學空手道之前，曾找了三家不同流派的空手道，觀察各家拳技各三個月後，請教老師該門派有何特長？然各有說法，最後擇一而入。

每天練習空手道結束後，總會與老師聊天。幾年後，在聊天中，老師提到練「圓」的拳術威力最強。從此之後，這觀念無時無刻在我腦際中迴盪著，「圓」

的技巧拳術哪裡找？遂告知朋友幫我留意。

兩個月後，有朋友跟我說台中公園每天早上有位老師在教走「圓」的拳術，我一聽，等不及天亮，一大早就到台中公園看所謂「圓」的拳術。

我越看越喜歡，空手道就不去學了，但仍自己在家繼續練習。每天仍然一大早到公園，但只限於「看」而已，因為聽練習的學生說老師很嚴格，不隨便收徒弟，所以不能隨便加入練習。

「看」了一年三個月，在那段時間當中，多次請求練習的學生幫我引薦，但沒有人敢貿然介紹。直到有一天看老師心情特別好，其中一位學生才幫我引進。老師看到我，說：「是你啊！」然後問我家裡有幾個兄弟姊妹？父親從事何種職業？問我會不會抽菸、喝酒……等，大概覺得我家世清白，無不良嗜好，終於獲得老師的應允而開始練習。

經過長時間的等待，我非常珍惜這得之不易的機會，每天都是最早到公園，跟著老師學習。而老師要求很嚴格，每教新的動作，三次還學不會，就會被敲腦袋瓜，但也因為嚴謹而正確，進步亦相當快。

兩個月後，有一位在公園運動的人跟我說：「你要認真練習，你老師每天在不同的地方看你練習。」我聽了，欣喜地答謝師恩！

三年後老師說我可以拜師了，才正式成為入門弟子。那時我才知道，王樹金老師是有名的八卦掌名家，是宗師董海川先生的第三代弟子，如此之師出名門，令我倍感光榮。老師往生後，我始終把恩師對武術的遺願謹記在心，也由於他老人家的託夢，改變了我的下半生。

或許是老師冥冥中保佑吧！來到阿根廷後，一切安頓下來，我更能靜下心好好練習，在練習中靈感倍增，屢屢創新，以更快聚氣方式來改良拳術。在靜坐時，潛意識總會告訴我，練功時要進入大自然，融合於大自然，如此功夫才有進境。至此之後，我所教的拳理、拳法已經配合宇宙的自然法則，對事物的理解和應用，更是得心應手。因此這套「掘識氣功」，擷取太極拳、八卦掌、行意拳及洗髓功的精華組編，應用大自然的法則，來發現人體與大自然的奧秘。

一九九二年台灣佛教慈濟基金會在阿根廷首都布宜諾斯艾利斯成立聯絡處，我與內人同時加入志工行列；哪裡有災難，志工的腳步就會到達哪裏。一次又一次的天災，一次又一次的救災，看到的是災民一張張無奈、叫天天不應、驚慌失措的臉孔，內心很是不捨；除了膚慰外，只能盡心盡力的做賑災工作，協助災民自立。但災難並未因此而減少，反而有越來越頻繁，且越來越嚴重的現象，原因在哪裡？

科技時代的來臨，為人類帶來很大的方便，卻使得人心不再單純，大量的建設、砍伐樹木、破壞大自然的生態平衡，這些都是導致氣候變遷、溫室效應的原因。於是，我希望透過這本書，從氣功養生貫穿到生態保育，希望為人類、為地球貢獻一點綿薄之力！

本書的出版，一大部份是取材自我的日記。自二〇〇八年七月開始，我養成每天寫日記的習慣，主要有三點考量：一是因學生練的氣功已邁向另一階段，已見證這套氣功的功效；二是自二〇〇八年開始，每星期六的太極拳課程，在即將結束前，都會跟學生講一些哲理，學生蠻喜歡聽，又有學生丹尼爾幫忙製作網頁刊登，許多人進入網頁看，得到很好的回響。也有其他功夫館老師要求轉登在他們的網頁，但說好會註明是我所說的，我覺得好的人生哲理應該與大家分享，欣然答應了；三是在日常生活中，總會有一些觸動內心，或新發現的事物，或在教導學生時的感觸，當然也包括對大自然所觀察到的一切，這些感觸如果不在當天記錄下來，隨著時間的消逝，久而久之，也將在記憶中消失。自從開始寫日記之後，感覺生活變得更充實，因此也建議學生養成寫日記的習慣，有些學生在聽了我的建議之後，開始執行，偶爾也會跟我分享他們的心得。

從下定決心的那一刻開始，就沒有停止過，偶爾旅行在外，仍然帶著日記本，再怎麼晚，還是要將當天的日記寫完才安心上床睡覺，寫日記已成為我生活中的一部分。

而為什麼會出書呢？有次為了寫日記，很晚才睡，第二天早上較晚起來練功。內人不知情，以為我怎麼了，我跟她說：「這些日記留著，以後許多事情會見證我的看法是對的。」她覺得很奇怪，想了解日記裡面記載的是甚麼？徵得我的同意後，開始看我的日記。過了一段時間，跟我說：「裡面有好的內容或需留下來的，我來整理存檔。」就這樣她幫我將日記打字、整理和存檔。所以這本書裡面摘錄許多日記裡面所寫的，一點一滴，一步一腳印的生活歷程，包括學生練功時遇到的特殊情況，以及跟我的分享，證實這套氣功不是一蹴可幾的，而是時間、耐心、專心及紀律所練就的。

我相信人性本善，雖然人類分佈在不同的五大洲，使用不同的語言，持著不同的國籍，信仰不同的宗教，但居住在同一個地球。當瞭解人類的母親——大地之母，已經岌岌可危時，我們一定會馬上行動，攜手同心來珍惜她、保護她，加入環保的行列。不要小看一己的力量，只要人人奉獻一點愛心，世界就會減少災難，地球也不會嚴重毀滅，人類平安、幸福的未來才得以期待！

二〇一六年二月

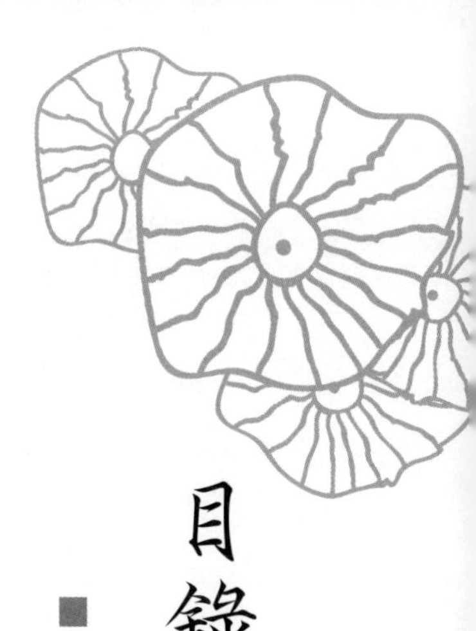

目錄

■ 序言

■ 寫在本書之前：行醫授拳阿根廷

■第一章 氣功的觀念與方法

■第二章 氣功的要領與心法

■第四章「掘識氣功」十四個動作解說及功效

第五章 氣功與大自然保護的關係

第六章 透過練功重新與大自然連結

■第七章 學生的心得分享、見證與趙老師的回應

寫在本書之前：行醫授拳阿根廷

■ 夢中阿根廷的召喚

先師王樹金先生於一九八一年九月八日往生後，我們師兄弟持續在台中公園切磋練拳。然八四年一天晚上，先師託夢給我，說我應該出國，至於去哪個國家，他說到了公園就會有消息。

隔天依舊與往常一樣到公園準備練拳，突然有一位久未見面的師侄過來找我，要我在針灸、指壓方面指點他。我覺得很奇怪，以他當時的工作收入，可說是日進斗金，根本不須要再以針灸或指壓來維生，因此問他為何想學這些？他說正在申辦移民到「阿根廷」，所以想學一點自身的保健，在人生地不熟，語言不通的國家或許可派上用場。

的方向。

「阿根廷」這個國家，對我來說是很陌生的，但很明顯地指出了先師要我去

但移民他國，是一件很慎重的事，不能草率行之，我必須先了解這個國家。尤其東、西方文化、習俗、語言、觀念、食物都大不相同，我們是否能適應？一九八五年初，我隻身來到阿根廷首都布宜諾斯艾利斯，兩個月的時間，我看到阿根廷人的樂天知足，月初上餐廳，錢花完了，月底啃麵包、喝牛奶也過得很快樂。

孩子的教育也必須列入考量，阿根廷的教育及文化水準在南美洲是屬最高的，這讓我比較安心。且出乎意外的是阿根廷移民局竟然在極短的時間內，批准我申辦的移民手續。想到老師的託夢，我知道這是我的因緣，我必須隨順它，由此開啟我的異國因緣。

■ 在異鄉教中國功夫

來到阿根廷後，我仍然每天早上到住處附近的公園練習功夫。不到一個月，有一台灣僑胞到住處，要我到他的功夫館教八卦掌，起初我回絕了。過幾天他又

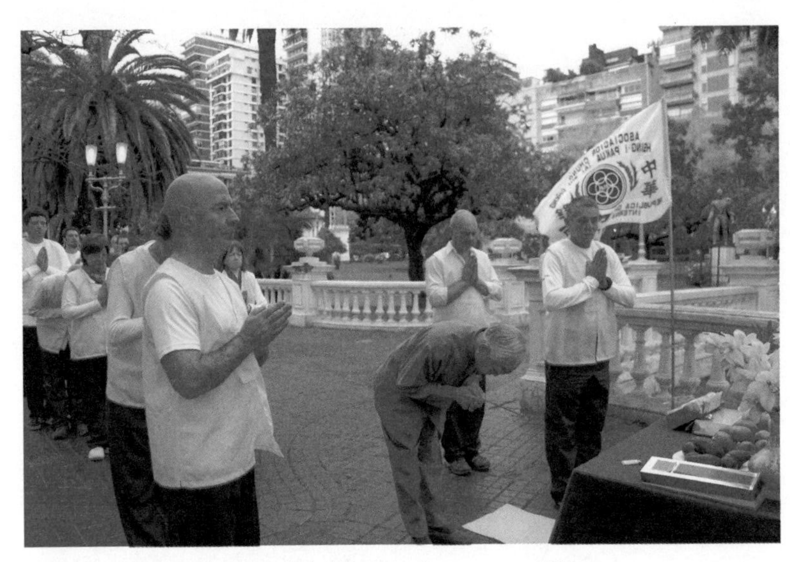

緬懷師恩，舉辦先師王樹金先生的追思會（Luis Beltran 攝）

找了他的朋友遊說，我不便拒絕，於是在少林功夫館裡教起八卦掌、太極拳、行意拳。

當時八卦掌及形意拳認識的人較少，功夫館能有人教這樣的拳術，一時間就打響了名號，八卦掌在首都布宜諾斯艾利斯也熱門起來了。有些教跆拳道、空手道的功夫館，也將他們的拳法走圈、走圓，稱作是八卦。

剛開始教拳時，我不習慣學生上課前沒有跟老師敬禮，當時因語言不通，只好請在功夫館工作的鄉親轉告他們，上課前及結束時要跟老師敬禮，學生之間也要互相行禮。我認為除了武德的培養必須如此外，在敬禮當下會互相攝受心靈，並顯現團體的美與默契。這樣的好禮節，很快的推廣到在其它的功夫館。對我來說尊師重道是必須的，有尊重老師的心，才能學好真正的功夫。

一年後因整理自家房子，有很多瑣碎事，遂辭掉了功夫館的教練。許多學生要我的電話及地址，我都沒給。他們說要跟我繼續學習，一再要求，我告訴他們，我不能從功夫館帶走學生，這樣會違背了做人的基本原則，如果有心、有緣，以後終會有機會碰面。沒想到兩個星期後，多位學生找到我住處，我便在屋後的庭院，利用空閒時間開始教他們。

■ 東、西方練拳心態的差異

一段時間後，學生在換掌時總走得不好，我仍用心地教他們。有一學生反應說：「我們已經沒有耐心練習同樣的動作了，老師您竟還是那麼有耐心，可否教我們新的動作？」因他們以前大多是學外家拳的，求快、求速成。我趁此機會告訴他們，練內家拳最重要的是要有耐心，在練習時，要眼、手同時，心識就會跟隨著，而且動作要緩慢，意到、氣到，就會神、氣充足。但學生不瞭解這些，在教了第一套的八卦掌後，我發現東、西方人在練拳上耐心的差異，我不能在他們沒學好第一個動作，就再教下一個動作，於是制訂了一定要先學好太極拳，拜師後照規定才會傳授八卦掌及形意拳。

東方武術對西方人來說，是高深莫測的，尤其李小龍（Bruce Lee）的電影在阿根廷放映後，造成很大的轟動。東方武術自此受到阿根廷人的喜愛，頓時大街小巷武術館林立，所教的都是東方拳術，如跆拳道、柔道、少林拳、空手道等。年輕人上身穿著T恤，下身穿黑色寬鬆褲子，腳上穿著功夫鞋，開始學拳打腳踢。一九八五年我們來到阿根廷時，電影熱度已近尾聲，但因為武打片的影響，他們認為東方人都會武功。

當時學內家拳的人較少，太極拳是屬於著名的內家拳，除強調健康外，也重視養生、養氣、養心。有些醫生雖不懂太極拳，也會建議病人找老師練習。我秉承先師的作風，並沒有高調刻意宣傳，只是老實地、腳踏實地傳達東方的國粹。開始時不免崎嶇難行，但個人認為這是每個人成長、自我鍛鍊必須經過的路程。

讓洋人懂得尊師重道

有些西方人對老師不是很尊重，我雖在功夫館訂下規矩，要學生向老師行禮，但他們還是無法真正了解尊師重道的意義。本來東方武術只是互相切磋，不是要以強凌人、欺人，更不要有輸贏心態，但他們自視甚高，而且東方人一般都較矮小，有些學生會懷疑真的有那麼好的功夫嗎？所以總會找機會試老師的功夫。

曾有一位在功夫館教跆拳道的學生，同時跟我學太極拳及八卦掌，他自認已是功夫高手。有次在八卦亭跟我推手，因為他是學生，我只想讓他體悟推手的竅門，沒想到他竟然玩真的，用很大的力氣要逼退我，不得已，我只好稍微用技巧回他，沒想到他竟然掉到八卦亭（高度一點四公尺）外面的地上，臉色蒼白、喘不過氣來，無法站立。費了很大的力氣才蹣跚地走上亭內，我在他背部一拍，他才喘過氣來，覺得舒服多了，說了一句：「老師，您這是真功夫！」。

其他學生看到這情況，都認為這位學生不對，不該輕易試老師的功夫，這也給他們上了一課。以後我時常灌輸他們，學內家拳真正的意義，除了養身、健身外，最重要的是品格的修養；畢竟一山比一山高，天外有天，人外有人，任誰也不能自誇「我的功夫最好！」。

感恩阿根廷的善因善緣

「頭頂人家的天，腳踏人家的地」，我也漸漸融入當地社會。匆匆三十二年過去了，在人生地不熟的國家，受到許多阿根廷人的幫助，在我們在遇到困難時，當我們的支柱。如有一對牙科醫師卡洛斯夫婦，不只把我們當朋友，甚至把我當成他親弟弟般的照顧。他說：「我們曾到荷蘭旅遊，聽不懂當地語言，當時最需要的是有人幫忙翻譯。我了解你們剛到這裡的心情與需要，所以遇到事情盡管找我，我會幫你們的。」還有一位萬達女士，義大利人，在我們剛來阿根廷不久，知道我們語言尚不能溝通，特別抽出她的時間，耐心的陪伴我們無數次，來往移民局辦理小女的身分證件。

至今我們仍時常見面，談到以前，總會回憶起當時的情景，點點滴滴，那是無法在記憶中消逝的。每個人都帶著使命來到這世間，隨著各自的因緣完成他的使命。我想這大概是先師託夢給我的原因吧！

因為我跟這些阿根廷人有緣，而我也會繼續在這條路上盡心盡力，善盡職責。

第一章　氣功的觀念與方法

■ 何謂氣功？

氣是無形、無色、無體，如空氣看不到、摸不著，當有作用時才感覺到的東西，所以許多人對氣的概念說不出來，也不知道怎麼用，更難相信它的存在與作用。

話說混沌初開，氣化生成，萬物漸現應運而生，順序而生。若不知有氣化而生，或氣化而失，則很難解說生、住、異、滅的過程，只能說是無中生有，有而變無，其它的就說不下去了。

古代中國人就是觀測得出一切皆是氣化現象，於是宇宙大自然應運造化而來。如我們練氣，能使身體獲得滋潤，調養而平衡；因氣就含有多種元素、能量、維生素等，故能滋養身體，讓身體健康。又如雨自空中下，經過空氣中的多種元素，

雨水維持電磁性的交流與平衡

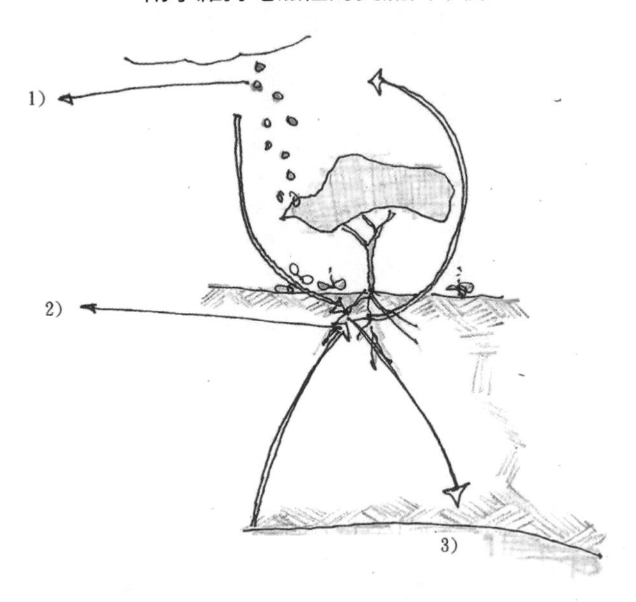

（1）雨水掉落時會把空氣中的分子一同帶到土壤中，再與土壤中的分子合併。
（2）這樣的循環交流不只是物理上的分子交流，每一種元素也會為了保持一個電磁性的平衡而有能量上的合併與交流。
（3）這樣的合併範圍包括地球的核心到大氣層，形成一個單位維持電磁性上的平衡。

那些元素參雜在雨水中，故能滋養植物，所以每下過雨，第二天植物長得特別快，比施肥更有效。可見空氣和身體的運氣，有多大的效用，這就是大自然的一切皆由氣而生成。

要了解何謂氣功，要先了解甚麼是氣？氣是如何產生、由何而來？若談到氣，必須自字宙大氣說起。在宇宙間所有的一切物體都由氣變化而來，應需要而變化。在佛經裡說因緣和合而來，那是宇宙中大智慧的主宰，很難用想像，或只用眼睛可以看得出來，乃是大自然奧秘之處。

在大氣中充滿了氣，是各種物質的源頭，小則微粒，大至星球，都是氣的組合而成，應進化所需，而應化生成，是令人難以想像的事實。既然說氣無所不在，無所不包，所以在人體裡面，也要靠氣來運作發揮，才能達到功用。也就是經由我們的意識，把散亂的氣調理後而帶動，稱為意念，它帶氣進行動作而達到功效的，簡稱氣功。

有了氣的概念後，就得將這萬物的源頭「氣」，隨我們的意念去創造，發揮各種不同形式或方法的組成。唯有人類能將萬物的物質或材料去分解，或組成新的東西。在練氣功的實踐中發現，不僅對人體的健康，器官功能的調整、靈性的提升，對勘查物質、鑑定事物品質等，都具有深細的敏感度。好好練氣，深入氣功態，可說應用甚廣，很難一一解說，依所練的程度，配合意念的導向而決定其功用。

「氣功花樣有多般，功理功法各主張，強身益智為主觀，五花八門同一般。

意識調理始分張，意在表演展外功，氣運裡頭強臟腑，氣歸靈識修性命。甚少選修此一關，僅識修性為宗教，但看氣功展靈性。」——這是古往今來的觀點，靈修皆在宗教份內，氣功或內家拳，僅能強身益智。但我個人的體會，我要略作修正改變，氣功由內斂而外射，配合某些動作功法，以及教功的引導修練，除了強身益智外，也是靈性的修練法門之一。我們若善用意識和動作，讓心、身、靈三歸一的密切合作，才能達到精神統一，意志集中，這才是修練的最佳狀況。

■ 氣與人體的關係

若問人生最關鍵的功能為何？把身體顧好是自己的責任，在能力所及的作好每件事，顧好自己的心識，用心在工作上。此外就是在呼吸方面下工夫，把氣調好，將氣發揮到最大的極限。所以練氣功的首要是先練好呼吸，利用呼吸的機理，配合意識與動作，再投入時間的練習，可獲得廣泛與宏大的效果。而這套掘識氣功，除了基本練氣之外，還要學習觀察大自然，探討自然生態，探究自然生態失衡的因素，力求彌補的可行方法，然後訓練意識與大自然為伍，進而取得靈性的結合，把自己溶入在宇宙大氣中的一份子，練氣就是回歸靈性的旅程。

論及氣與人體的關係，身體經氣的輸送而滋養，一旦停止呼吸，氣亦隨之停止。氣在人體內可分為宗氣、營氣和衛氣三種，分別由先天的氣、呼吸的氣以及飲食的氣綜合起來，組成在人體內供輸到各器官、組織和細胞，達到發揮各個身體部位的機能。

人體因已習慣靠飲食補充營養，才能發揮活動力，一天不吃就覺得全身乏力。東西吃太多，反而耗氣，讓氣的能量減少，身體感到特別遲鈍，容易昏沉。相對的，少吃東西氣血流暢，睡眠雖不多，但精神很好，而且在少食的情況下，生活變得簡樸，可省下時間，多在靈性方面修練，再加上氣來調整，意識漸提昇，生活更加輕安自在。可知多食氣少，少食氣強，氣強的話精神敏銳，做事效率高，是身心愉快的法寶。

可知氣對人體具絕對的重要性，與血液是互相抗衡的。中醫診斷先觀察氣血的狀況而分辨論治。氣血平衡則不生病，除非外來的因素，如傳染病、意外傷害，或飲食不當，農藥殘毒產生毒素，時而受驚嚇，氣血受阻，或情緒不穩定，都會造成氣血的失調。

氣在人體內不曾稍作休息，但或有停滯的現象，一旦發生，身體就會亮起紅燈，嚴重的話甚至會致命。人的生命在呼吸間，睡得再深沉也不得停止呼吸。包括手術時全身麻醉，也不能麻醉呼吸系統，因為呼吸是供輸、調換氧氣的管道，若沒有呼吸的脈動，怎樣的治療方式，或吃得再營養也產生不了作用。

氣在身體流動可經由練氣察覺，意即循經走氣——灌輸所經穴道的氣感，會有跳動、旋轉、脹、涼、麻等感覺，有的還會相應到其他部位。如手指在承泣、四白穴稍一撥動，在胃部立即有蠕動聲；在手臂太陽經稍一揮動，腹部就如雷鳴。這些例子是比較明顯的反應，其它例子還很多，視個人的氣感而定。

至於這些穴道都在手、腳，而卻不在身體或頭部，主要原因是我們練氣時，末梢神經反射最強，會感覺肢端，即手指、腳趾先得氣，又血液循環到末梢要回流，壓力較弱，要靠末梢神經的敏感反應，來幫助氣血的回流，故這些穴道較接近末端，經刺激後可幫助氣血更通暢。所謂經絡穴道的形成，簡單說就是氣的通道；古人經由練氣來疏通氣血循環；或者藉由按摩經絡，指壓穴道，乃至進一步研究針灸，來幫助經絡的行氣，再逐漸加以系統化，成為一門學問。例如去探討時辰對應在哪些臟腑的輸送導氣，測那些穴道氣血滙集之深淺，或流佈於他經。總之，配上五行應五臟，逐漸體系化、細膩化，演變成當今的針灸學。其實針灸還有很大的發展空間，以及身體的各個關竅，如開關般的作用，尚待研究開發；也期盼針灸行者繼續努力，終會有揭開所有奧秘之時。

■掘識氣功的起源與內涵

許多人想了解我的太極拳修改是根據甚麼？也時常有學生問我這套氣功是由何人指點？這兩種功法都特別、很少見，都是我在自我練習中慢慢改編出來的。本來王樹金老師教的，就與其他太極拳不同，不管架式、用法都很特別。當初我在學習的時候，就有一種很殊勝的感覺；來到阿根廷不到一個月的時間，就開始教太極拳，當時連自己也很難理解，每當教學生時靈感特別豐富，在示範動作時感受特別深刻，靈感源源而來，教起來很起勁，收穫特別多。在分解動作中，慢慢發現裡面還蘊藏著特殊的技巧，由一而二，二而三不斷的出現。再加上一些細節動作，將整個動作連貫起來，才能細說動作要領與動作技巧。接二連三的好像有人暗中指示我，使所有的動作細節應運而生。

以前不曾有過，也從來沒想過，就這樣不斷的感受那細節動作，漸漸地改變了大動作，使整個太極拳的架式，與原來的有了差別。在演練中發現，增加了細

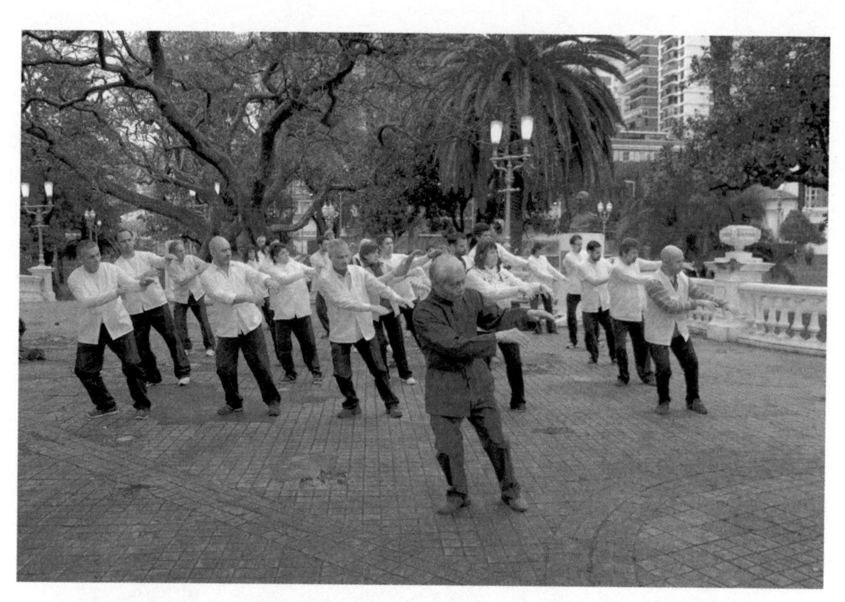

不斷的習練中，身體漸漸的感受渾然於大自然中的自在。（Luis Beltran 攝）

節動作後，使整個身體牽動成一體。又練一段時間後，那動作的輕盈自然，令自己感受到那股自然的力量，遂將每個動作一再的做特別的試練，而獲得不尋常的技巧。此後更注意每個動作的平衡和力道，果然不同凡響。不斷的習練中，身體漸漸的感受渾然於大自然中的自在。在練太極拳的同時，也將八卦掌、形意拳細節化，亦感覺那掌勢、拳法也隨之變化。之後就將太極、形意、八卦的精華編創成氣功。

強調心識意念的重要，是這套氣功的最大特色。我們由意識當媒介，與萬事萬物搭上關係，這就是我們的意識有不可思議的功能，也就是我將這套氣功取名為「掘識氣功」的由來。

掘識氣功的每一個動作，都有很好的作用與保健，進而提升個人的生活水準，是很值得練的一套功法。如有學生練氣練到劍指射氣，由近而遠，我跟他解說遠、近的氣會有粗細之別，如電台發射聲波，波浪大的就短距離，波距小的就發射得遠。他聽了之後就試著練遠近不同的感受，幾番試驗後發現的確如此，遠近分出粗細。然後他試著用意念練細波，結果證實意念可以改變，經過訓練後我們的意識則可發揮到無窮。

這套掘識氣功，是以太極拳、氣功的動作導意念，配合練心法門，以身、意為本，配合戒、定、慧的修法，再加慈悲愛心的法布施，而成這套氣功的整體；雖然有些動作和其它功法相似，但功用完全不同。事實上，我有時教太極拳時，也告訴學生可以運用太極拳的動作，加強意念在動作上，使感覺出明顯的氣流通行，如加緊集中練習，氣的運行就更強，可姑且稱之為太極氣功。

有學生問我為什麼每個動作都要練那麼多次，因為剛開始難進入情況，必須要練到身體有點疲累，我們意識較能聯結這身體，否則意識總是愛亂跑，很難專注。

當意識專注較能感受其中的滋味，練功的收穫和趣味就來了。在收穫和趣味交融中，耐心與信心不斷的增強，效果自然顯著。要獲得這樣的毅力、耐心、信心，必先聽講練就的過程與感受，簡單說就是指點迷津傳授要領，朝這樣去練，長功就快。學生們聽了這個要領，常有如獲至寶之可，欣喜道謝。

我教的氣功每一個動作都經過比較後，再詳細的說明、解釋其技巧與作用，不只加了許多細節動作，並擴大動作範圍，練起來套型精要、完整，而且運行起來身體的各關節都會覺得舒適，這樣的練習感覺很踏實，又覺

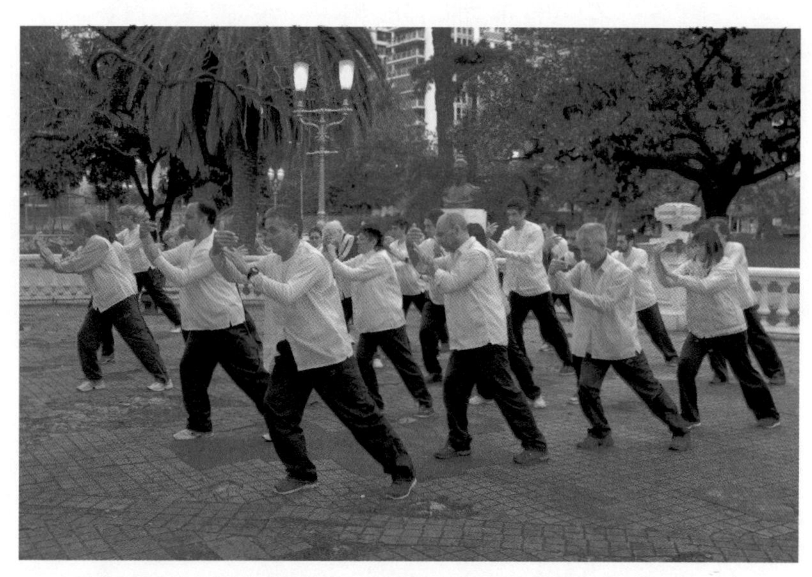

加強意念在太極拳的動作上，使感覺出明顯的氣流通行，可姑且稱之為太極氣功。（（Luis Beltran 攝）

得很有內涵，很快就有效果。

「掘識氣功」的功理和功法除了取自於太極拳、八卦掌和形意拳，其中又結合了洗髓功的精華，使功法更深入、奧秘，在試練過程中，每每出現不可思議的現象，而且很自然地跟大自然產生親近感，不僅對大自然的喜好，也喜歡種植各種植物，作為業餘的消遣和調劑身心，並培育苗種給學生，鼓勵他們也多親近植物，將練太極拳、氣功和學種植物編入一門功課，促使功理、功法趨向自然。當行於自然法則中，很自然的延伸到各種相關的事物，進而越練越深入，關連越廣泛，一旦自身融入自然，那自然即隨之開放了坦道，進入無邊無盡的境地。

現在的教學總愛分門別類，分得越細則侷限越多。若將每件事物都與大自然拉上關係，然後一門深入，就不難發現很多是出自同一源頭。如一顆樹有很多分枝，其中有一樹枝沒有受摧折而乾枯，就是因為它的根部有問題，故用一棵樹可以找出它的連帶關係，這是氣功的道理和大自然道理相通的原因。

總之，這套氣功，猶如一切事物的公式，只要應用功理、功法，到處都能運用發揮；可說這套氣功，就是要提醒我們以古老的傳統方式生活，才能順應自然律的行事秩序。

■ 掘識氣功如何呼應大自然

在練氣功的十四個基本動作時，必須很專心一致，不可心猿意馬，動作要準確，熟練後氣感強，方可練習下一個動作。所謂「欲速則不達」，照順序練完十四個動作後，全身感到氣足飽滿，此時方可領氣行身。當正氣充滿全身後，你的心念都是正向的，逐漸進入心靈深處，思維會漸漸隨之改善，並趨向慈悲、愛心的性向。

練功時切記不能喝酒，心起邪念，人體的健康，要靠正向能量維持運作，若正向能量消失，各腑臟運作不順，身體就容易生病。而這些能量都是由「氣」而來，所以說「氣」是萬物之源，將「氣」用得恰當，能量就源源不絕，慈悲也就是能量的積聚，練功到一定的程度，慈悲心就隨之而來。

這套功法以「氣」為源頭，輾轉變化，融於大自然。在練功時，時而觀察到植物自地面到空氣中產生甚麼作用，在地底的根部，又發揮了甚麼樣的作用，深度地觀察下去，將會發現一些有順序又有連帶關係的系統資料。

樹木在岩石或沙漠中較難種植，需要一番苦心去栽培。等到根部能夠伸展茁

樹根部在地底發生的作用

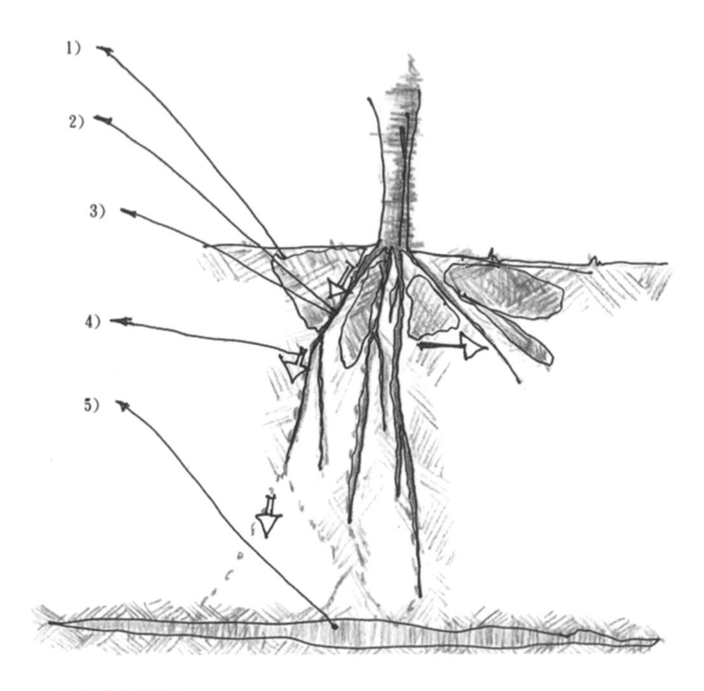

（1）地球地幔
（2）樹根在多岩堅硬的地面鑽
（3）樹根擠向岩石處，維持通道或導管，讓雨水可以過濾下去到地下水道
（4）形成細細的水路
（5）地下水道

壯，即開始發揮改變環境的功能，氣候和濕度必獲得改善，只要能發揮通天導地的功能，就開始負起大自然循環的責任。

樹根的拓展，除了有穩固樹木本身的定力之外，還有許多更廣泛的功能。如地面與大氣層的分子、粒子、電磁等的對調，氣與能量的對調，還有濕度的調解，從空氣中，或吸收地面的水分，經粗、細的根如導管往地下注入。當樹葉、樹枝、樹幹接收大氣層的原子、分子、粒子及電磁等，經樹的各部功能聚集形成樹木本身的汁液，然後經由根部滲透到土壤、岩石，下至岩漿表層，經高熱融合、分解成各種不同的礦產。如石油、瓦斯、煤炭以及那些優質礦產之後，又形成一股氣及輻射，來與大氣層，或其他外來的輻射交流。

當根部接收到地面的水分，再滲入地層的過程中，有淨化水質，汁液滲入核心去分解。水則流到水脈，繞道進入岩漿表層，用來調解冷、熱適用的溫度。因此分有熱水、冷水的繞道循環流出地面，有冷泉和熱泉，維持地層到地面適當的溫度。

當練功到很深沉時，偶而會浮現大自然的運作系統，我稱它為進入大自然的懷抱；再繼續下去，就是與大自然為伍，取大自然為功理、功法，也體會到自然律、自然法則的要義。例如每當觀想到大自然，會覺得自己好像是地球與各星系的媒介體，那光與氣不斷的交互相應，此時是融入宇宙之氣，還原時又恢復了原狀。由此可見不要小看自己，我們的心識、情緒及作為，都在宇宙間跟地球間產生相當強烈的感應。

當我們介於地球與星系間的氣場中感覺有光波、聲波、震波一直交流不斷，總會想找出那發出的源頭在哪裡。每次的感覺都不太一樣。一直在觀察著、尋找著，經過很多不同的狀況，如光和氣一直在交織著，尋不出源頭。因為是循環不斷的，無始無終的，不過仔細觀察，靜觀脈動的情況，竟然跟自己有關，只要身歷其境，都會搭上線，牽連上關係。

我們常說宇宙的浩瀚無邊無界，無始無終，而自嘆自己的渺小，可是卻脫離不了關係。當瞭解這些後，就會知道既然我們處於宇宙星系中，就必須順應大自然的運作。我們的思維動作，都在大自然中產生作用與變化，雖渺小，但在大自然中，卻有某種程度的效應。如溫室效應，水災、風災、地震、雷電、大雪等災難，也都跟人類的情緒有關。如一個小石頭丟進水裡，也會產生水波，蕩漾傳導到岸邊一樣，在水裡能看到漾波。

光與輻射能

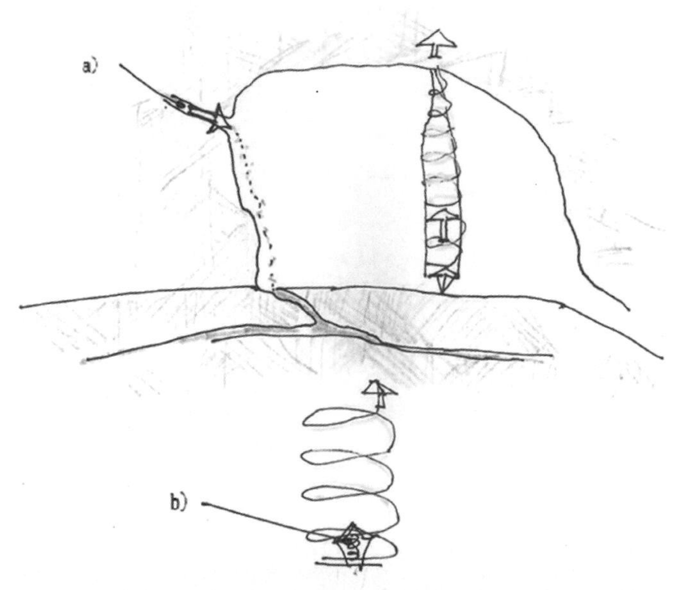

（a）水向岩漿的表皮流進，在那裏有地球核心的能量，像光一樣的輻射是從石英或大理石所發射出來的，光波呈現尖錐狀的形狀。
（b）在那石英或大理石裡有螺旋狀的金屬鑲在裡面。
像尖錐狀的光束，是大理石或玻璃之間的縫隙 / 洞穴有水擠進小孔，產生能量的結合所發射的輻射。
在尖錐狀的光束能量的地方看起來互相聯繫著，每個地方發出能量的振動，與其他地方的能量結合與互動，就像人體的脈輪振動，是為了互相補充，也像百川納入大海，最後回到單一而整體的振動。
有一股能量在創造整個地球和大自然，接著又透過那些體（星球，大自然與人）又製造更多能量，這些能量又產生一個能量源的循環。這些表現也會根據電氣的能量而改變。
整個地球的能量會形成一股需要動力的活動，如岩石的磨擦、岩漿的澎湃。
那些活動會產生電磁場與電能量，而這些電磁場又形成地球和大自然的變動。
光因活動而存在，也在活動中感受到變化無常。

沙漠中的仙人掌

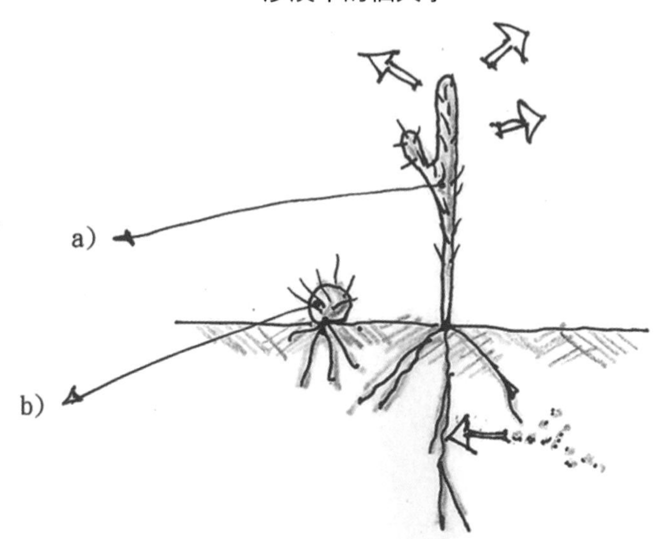

就像生長在沙漠中的仙人掌，我們以為它離我們很遠，跟我們沒有關係，但它們也會從樹液中吸取環境中的的電磁能量。
（a）那些都是有生命的元素可以幫忙維持空氣中電磁性的平衡。
（b）仙人掌內含有經過濾的土地鹽。

剛開始觀察大自然的生態時，就感受到自然生態是隨著環境而適應。如一些棲息動物，因環境惡劣而逐漸消失，過不久又出現另一種類似而能適應新環境的棲息動物。我常跟學生說不用擔心物種的自然消失，只要是大自然所需要的，就會出現新物種來填補平衡。如擔心石油枯竭，只要人類不貪，適當的用、不浪費，決不會枯竭。

這套「掘識氣功」，即是經過多年來觀察大自然的生態，由地表的植物、生物、動物到地球內部的運作系統，體會出了一系列的運作過程，公諸於世，讓人類對自然生態能有所重視及保護。例如不要看小草、昆蟲不起眼，它們雖小，也是生態平衡不可或缺的。

在我們的生活環境中或許看不出有甚麼關係作用，因為不是直接關係，而是連帶關係，要經地球的運作系統中層層作用來完成，若缺了一種，就無法完成它的完整功能。如調配處方，質量都要精準完整，才能調配出所需要的，缺少一樣或劑量的偏差，就影響藥效的道理一樣。如今的極端氣候，溫室效應，導致生態混亂，都因人類不去重視小的影響，只因甚小尚未察覺，或不在意那甚小的差別，等受到嚴重影響才會注意。

經過練氣的敏銳觀察，地層下的水源不斷流失，缺水的危機很快到來。雖然未來可能有另一替身的地球，但遠水救不了近火，當務之急要先擬定措施，將缺水的原因找出來，然後設法補救。若人類光寄望在另一個星球，不去關注這個生我們、養育我們的地球，相信上天也不容許人類這樣做。只要人類齊心協力，通力合作，以愛心來拯救地球，擬定措施，盡量滋潤我們腳下的地層水源，這大地之母也會垂憐我們這一大群孩子的，這是我這一套關注大自然的氣功修煉，以掘識氣功來呼應大自然的律動。

第二章 氣功的要領與心法

氣功與生活事物的關係

我們練氣，首先必須瞭解氣功的作用，氣如自然的風吹拂，它無所不吹，每樣事物受風吹擺動，便產生種種不同的因果。如植物開花授粉，也是靠風吹來傳播繁殖。空氣靠風來波動，使氧氣均分在空氣中，才能滋養萬物。魚在水中得靠風吹讓水波動得氧氣。在森林裡，時而傳出野火燒森林，有些也因樹枝乾燥風吹摩擦而生火，再因風向而使火勢擴大蔓延。

很多人密集在屋裡，若不開門窗會缺氧，因此也得靠風吹動，讓氧氣進入屋內。有些地方沒有風而濕熱，光靠大太陽曬乾的東西，容易變得脆裂，有風則增加韌度。人若靜止不動曬太陽，則不健康，或易得皮膚癌；處在活動狀態，有風波動才能吸收好的維他命D。風吹落葉遍灑成肥，也是因風波動萬物而互動。海水也因風波動而養澤物命，湖水因風吹動而滌髒物。

簡言之，萬物因風而生，因風而止息。同樣的，我們身體的氣就像風、血就像水，氣血不可缺，猶如風水不可缺，民間傳統的住家也以風水來論氣場的強弱，藉此表徵著運勢的好壞。人體血行靠氣在推動，所以說每個人都有氣，依氣的狀態論斷健康情況。而氣的強弱從何而來？飲食、呼吸、運動調理皆是，其中以專門練氣最直接而有效。練的方法有多種，依每個人的機緣，認識的程度、調練的方法、手段，而有不同的效果差異。因此對氣功的認識、功法的選擇，都是舉足輕重的關鍵。

氣功不僅關係健康，生活中做事論物都有一定關係。擁有再多的金錢、物質享用，但如果受病魔折騰，也會覺得人生沒有意義。所以在日常生活中，當以健康為首要，這也是大家所首肯的。在鍛練氣功的過程中，必須將動作與呼吸完全配合，在均勻的掌控中，必須以清純的意識指揮，使呼吸與動作完全配合，才能達到最高效果。由於純意識的指揮帶動，而連帶在每個部位上都同時產生功效；亦即以意識帶動氣而發揮作用，而氣又幫助意識提高意識功能，相輔相成，一氣成就多方效用。

由於氣是風的化身，風能在自然的環境中發揮多少功能，氣就有多少功能，這也是練氣最基本的作用。經過訓練、融入意識後，即能發揮比風更多、更大的效應，範圍更加廣泛，因此我們可以運用氣功來做許多有意義的事。

■ 各種修行法門都關乎氣

一般人常以為練功的人才會有氣，其實氣是無所不在的，事事物物都有氣的存在，也可以說每一種物質都是氣化所組成的。氣含有多種元素氣化成物質後又靠氣來表現、傳導，讓各物間有流通作用，有互根互用的連帶關係。

前面說過，氣是人體中最不可或缺的元素，有先天之氣，加上空氣中的氧氣，和食物營養的營氣，三者混合調配成綜合元素，來維持促進生命力。我們常談到的氣血，有氣才能生血，人若缺乏元氣，則血虛或貧血，生命力就微弱。因此中醫的病理診斷，都強調氣血，氣弱血虛則毫無氣力，沒有勁道可做事。臟腑虛弱則無力吸收養分，得靠強力吸氣來提升元氣，再加上做動作來提高吸氣量，才有可能提升氣力，但也必須要懂得動作要領。

古人有一句話說「食氣者神明而壽」，一棵植物即便是生長在庭院的地磚縫中，野生土長，甚少的土壤覆蓋，也能長得相當碩壯，這是因為它吸收到充足的氣。在吸收氣的同時，自身也產生氣，如每一種植物都有一種氣味，不同植物有不同氣味；同樣的，每個人都有他的氣韻、氣質或習氣，這都是可以透過修煉來調整和改變的。

曾有學生問我：「一般所看到的，好像瑜珈的精神領域比氣功高？」。我說在古代，瑜珈也是一種修行法門，到現在被人用在健康、養生方面，而失去了原有的修行竅門。而氣功給人們的印象是練氣健身，亦可幫人治病，或作為特技的表演，常被運用成只是外功，而失去內在的調適、昇華，以致無法提高精神層次。但這套掘識氣功的功法，不只強調大自然的運行理論，而且也結合意識集中法，重視意念的廣泛功用，而成為另一種修行法門。凡事都在人為，用甚麼意念造就甚麼事，「一切唯心造」，我個人運用這句話精義，來轉變一般人的觀念。

紅蘿蔔

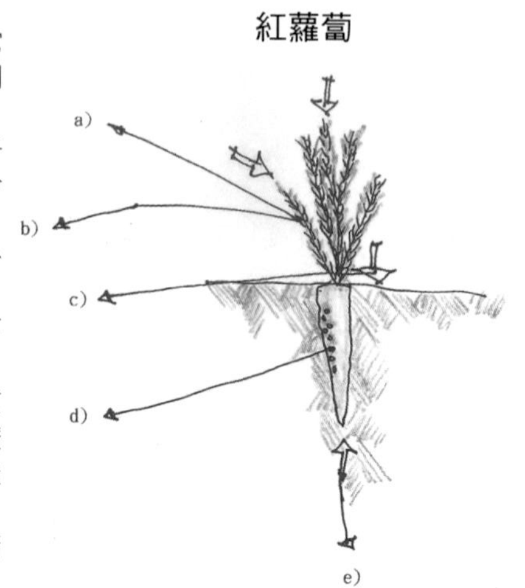

（a）紅蘿蔔有特殊的氣味，它的葉子就好像觸角，可以抓到環境的濕氣與空氣中的分子，它吸取的含氧量遠比它的葉子所排放的多，吸取的含氧量會積聚在紅蘿蔔裡面。

（b）紅蘿蔔的葉子可以讓水分滯流在裡面，避免它流失。

（c）紅蘿蔔的能量傳導是向下至根莖，也向上至葉子。

d）紅蘿蔔的根有毛孔讓礦物質滲入之後集中在軸心，那些礦物質與其他物質合併之後會產生醣類與維生素。

（e）紅蘿蔔會提供土壤一些糖份，成為昆蟲的飼料。

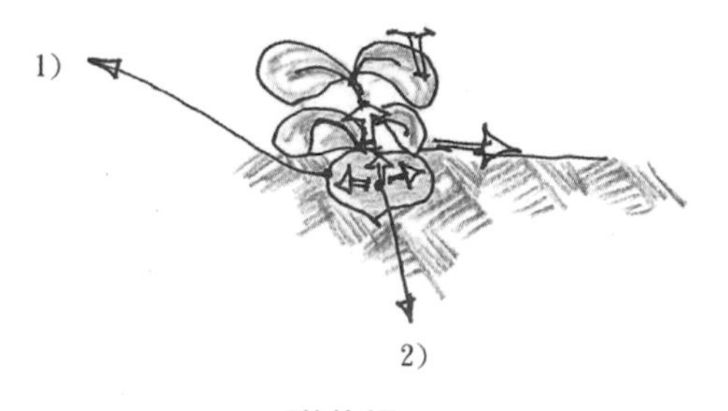

甜菜根

1） 甜菜根的外膜比較硬，可以讓醣類、礦物質與維生素保持在根莖裡。那些物質也以氣體的方式從葉子釋放到空氣中。

2） 它的能量集中在裡面之後再透過葉子傳遞到外面。

紅蘿蔔與甜菜根這兩種暗紅色與橘色的能量差別，與糖類的燃燒成熱量有關，它們是可燃燒的物質，可提供熱能。這些顏色的熱能在整株植物都有。

■ 觀念正確，方法才會得要領

我是根據自己過去的經驗，加上教氣功確切實踐中，得到許多肯定和真實的效果，而且往往一個動作要練一星期，才教下一個動作。在教氣功的每個動作或意念，都是自己實踐過的，所以我都會事先提醒學生，要怎麼防範才不致受到傷害或出偏差，其中最主要還融入人體構造以及思維能力的運作，而不只是身體擺動而已。

我常跟學生們說，在處理事情時，有些方法是勉強在用，但其實不很正確。有些也許初期能覺得好些，但到最後會覺得沒有效果，只是浪費時間而已。所以仍要按部就班，依照正確的理論來運作。所謂正確，就是言行一致，書裡的理論要和實地操作完全一致，才能正確。如以建築而論，架起鋼架再加上水泥，就非常堅硬，稍有歪斜還撐得住，不到完全失去平衡還不至於倒塌。若在練太極拳時以身體來試傾斜度，不僅非常敏感，甚至身體會抖，那就很明確的知道傾斜度時，背著的牽拉力有多少。因此我常說，若以身體的平衡感去對照理論之後，再去構思建築的結構，才是最標準的設計，才會是紮實平穩的構造，而這套氣功教學也是我從細微動作中，試著發掘出正確的身體運作原理。

■如何提升靈性

人一向較被動，處在優越的環境中，無法真正體會人生；如開車在很平坦的道路上，訓練不出好技術是一樣的道理。太平靜、太單純就無法修。因此不要怕世間的人我是非，這世間才是真正的訓練場。習慣讓肉身吃苦，才能使個性磨得精光，心識變得更加純淨。

正因為五官意識接觸外界，很容易受引誘，五官會和心靈拉扯，因此若要勤修，就得看淡物質，以最基本的受用來維持生命所需。直到感官不再敏感，無物質的慾望之後，才是靈性的提升。對於練氣的人來說，物質越少，能量就越強，這是相對的，才能往上提升。

我們要把握珍惜有這個人身才好修行，因人身能感受好與壞，透過身體與意識去協調、適應各種外境。若只是貪求身體舒適，一旦遇到不如意，意識就會感到痛苦。相對的，若著重內在心性，多磨練身體，內心越磨越強壯，而增加心力之強大韌性。所以真正有智慧的人，會選擇多鍛練身體，向內勤修，帶來永生的多重好處。

不只練氣要磨練身體，同時也要靠自己。曾有一位二十歲的年輕人來學氣功，因為看了一些氣功書，這位年輕人異想天開，自己並不認真練，只要求師父給氣幫忙行氣，他認為氣功可以用買的，不用練，這是大錯特錯的想法。如電瓶雖充足了電，只用而不繼續充電，很快就會用光的。

■ 呼吸的重要

人體的運作就是靠呼吸，一鼓作氣來運動全身，從呼吸中調息，則身體沉靜而聽從運作，沒做好呼吸訓練，要深入其他是不可能的，要心靜才有氣感，所以先從呼吸做起。

我教氣功時，經常教學生一些動作的用法，及講述如何調整呼吸，先從簡單的呼吸、納氣，才能感受氣的原理及作用，並講解氣的運行和宇宙的關係，然後再拉回呼吸納氣約一個小時，觀想身體這個小宇宙與自然環境這個大宇宙兩者間的氣息共振。

回想三十幾年前，台灣國術會組團到歐洲表演，當巡迴到義大利時，突然接到通知，說要表演一次擊破五個磚頭。國術會人員金山也不以為意，對他來說這是簡單的事。哪知義大利的磚頭是普通的兩倍大，又大又硬，用大搥敲了兩次都碎不了，那擊錘者遂叫著：「金山啊！要鼓足氣力應付，加強力道擊破磚頭！」金山卯足力氣將磚頭擊破，但自己已經支撐不住，好像快要倒下。我的五叔在旁見這情況，趕緊叫他加強運氣，金山連續吸了幾次很長且深的呼吸，果然又站起來。這事件是自五叔口中講出，五叔當時是太極拳的教練。

依我所了解，若這一口氣吸不上來，可能就會在幾天內氣血瘀阻而死亡，正因那一口深長的氣，打通了氣血而救了一命。我時常跟學生說，呼吸一定要做好！一天呼吸上萬次，卻不知它的重要性，沒去注意呼吸的作用及影響，是很可惜的。每個呼吸必定要深長，才能達到採真氣換濁氣的作用；而且要做好深呼吸，必須心要平靜才能調好，因將意念在深呼吸上，心情自然平靜，也就達到健身、健心的作用效果。

如中醫在診斷病人有沒有救，一按關元穴便可定奪，若按下去凹陷不起，表示已沒有希望。如按下去能鼓起來表示還有氣存在，此時急救還有希望。因為氣路的循環系統沒被阻塞，只要從體表加以壓縮，促進氣的流通，則各處的細胞得

人類的呼吸效應與地球產生的效應

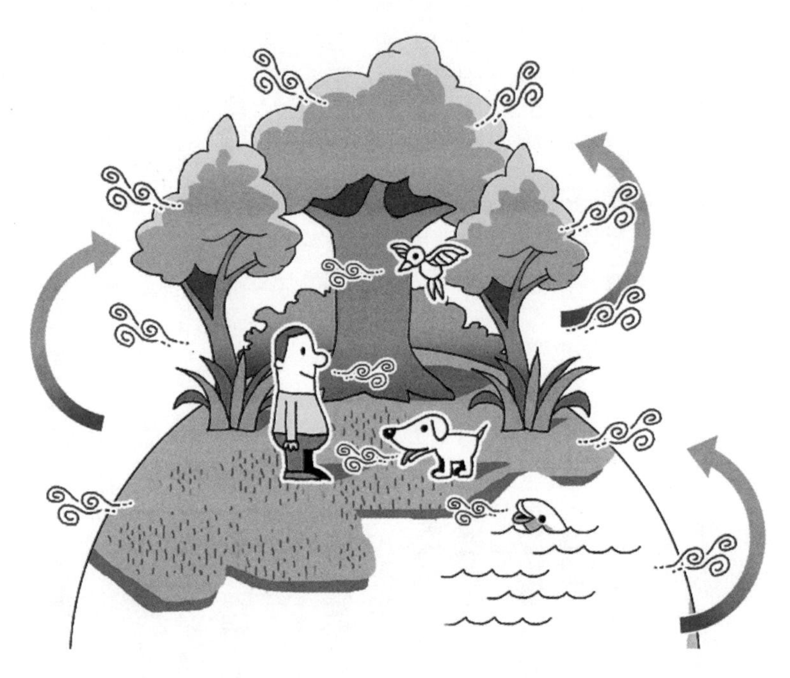

眾生集體呼吸，這呼吸是同一個單位體形成一個振動（電能量）。
眾生呼吸的韻律與地球的呼吸不同時，會造成不同的電場，不只是在個人身上，因為這電場也傳送到空氣中。亦即呼吸韻律受情緒或思維偏差影響，導致偏離的電場，比原有正常的電場強大，而影響電場的正常運作。
人類、動物、植物的呼吸，促動地表的呼吸，所有的呼吸韻律一致時，整個正常電場就強大。
正當的思維則情緒穩定，呼吸深長而順暢，是健康的重要條件，也是帶來運勢的關鍵。不僅對個人的效應。也影響整個大磁場的感應。
呼吸一致時看起來光明或透光，會產生慈光。當呼吸不一致時就變得不透明，如電路沒有接續好而發不出光亮一樣。
很多人呼吸急促，用嘴巴呼吸，不僅偏離電場，也在空氣中造成汙染。

到氧氣而活躍起來，激發各部位神經系統，發揮作用而甦醒過來。可見氣機的運化功能都由氣而產生，能激發很強的活動力，不停的流動於全身，無處不到，運用呼吸配合意念的引導，可隨著運動的形式和運行部位，達到治病健身強身的作用。因此必須按順序做動作，配合動作的要領，使呼吸的效果隨著提升，才能逐漸開發人體的功能，否則動作隨興而做，沒有遵循方向，會亂了氣機的運行而效果不好。

有學生問怎麼吸氣強就頭暈？要吸氣強必需配合重量，空吸則暈，因氣達不到腦部，反而被拉下來。例如一透明水管，看水流有空泡，就是空氣在裡面，會有此現象就是供水不順所產生的。我們的吸氣就是要均勻，才不致有氣泡在經絡或血管中，所以想做好呼吸，也需要好好練習。

呼吸的確是有技巧的，不是隨便吸進呼出就是呼吸。多少人教動作、體操、瑜珈、太極拳，甚至氣功，都會講呼吸，但卻很少人重視呼吸，將呼吸視為最重要的環節。若將呼吸做得深入些，將會發現只要調整好呼吸，就能治療多種症狀。所有症狀大多起因於氣血不調，若能練好呼吸，氣血就會通暢，症狀則消失。現代人的觀念就是生病靠藥物，沒吃藥治不好病，但這多少是本末倒置，捨近求遠。

■ 簡單呼吸有深刻學問

跟學生講到呼吸法，首先必須瞭解呼吸器官的結構，並配合器官的結構去練習，才是正確的呼吸法，也是暢通整個循環系統的要道。

用鼻子吸氣，而不用嘴巴吐氣，吐出的量越少越好，但要慢慢的吸氣吐氣，讓意識及動作的習慣配合好，才能慢慢降低呼吸速度，一下子要大幅度的改變，會做得不順暢。

呼吸有很多技巧，對健康、精神情緒都能適當的掌握，練得越深，越能掌握技巧，在培養靈感或面對事物的敏銳度，以及靈性的修持都有很大的幫助。

一般人的觀念是以肺呼吸，來掌握肺活量，但這只是肺部的呼吸而已；我們不只是要侷限在肺部呼吸，更要用腹部呼吸，再配合意識來掌控，則能發揮更多元的呼吸技巧，甚至到「體呼吸」。這一吸一吐看似簡單，但箇中必須具備很深的技巧和學問。

多用鼻子少用嘴巴呼吸

許多人在提倡環保，環保要從自身做起，做好呼吸，不要用嘴巴吐氣，專家曾測試，嘴巴裡面有四千種細菌，每一次呼吸吐氣由嘴巴出來，細菌跟著被吐出來，在空氣中受氧化後繁殖更快。除了細菌，還有胃裡面消化食物的味道，及胃中的細菌跟著出來。空氣中充滿濁氣，很容易受感染生病。若用鼻子吐氣，不僅可清除塵垢，也經鼻腔調溫器的調解，並有黏膜將塵垢及細菌滾在一起，而成鼻屎，必須每天清除。若用嘴巴呼吸，則鼻塞不通。

呼吸快又用嘴巴吐氣，則全身細胞難擴張氣的範圍，因氧氣無法到達細胞所需，無法消除體內毒素，而形成細胞中毒，致細胞影響各器官的功能及免疫系統，神經細胞無法發揮功能，腦細胞缺乏氧氣，影響腦部功能。氣波的頻率，沒有空間接收宇宙的氣，氣與人的靈魂則受限於身體的功能，不能擴張脈輪及神經血管，閉塞或減少氣的運行於脈輪，而切斷了光輪，不能連接立體空間的氣和無限的光。

當呼吸的頻率波形的震動如果短促，會改變體內細胞的電磁，導致容易激動，心情浮躁，複雜的情緒產生的電磁和物理，對健康的影響很大，因那種電磁和物理呼吸量少，對意識、精神功能減弱，則身體與那無限的空間立即切斷或斷續不定。

呼吸介於物體之間及身體的能量，能聯繫整個空間，與大氣空間的對調，這是呼吸的重要性。

一位新來的患者，我教她用鼻子呼吸，她好像不太習慣，跟我說：「瑜珈老師都教我們用鼻子吸氣，嘴巴吐氣，現在都流行這樣！」。我說衣服、鞋子可以流行款式，而呼吸從古至今都一樣，怎麼現在也流行哪種方式了?現代人所做的事都比以前輕鬆多了，無論搬動、運送，都有托運的工具，不用身體扛著走。身體不練就失去力氣，骨骼肌肉也隨之鬆弛。在不用力氣的情況下，身體減輕抵抗力，容易受風寒、感冒、流鼻涕，一流鼻涕就用嘴巴呼吸。又復原較慢，用嘴巴呼吸已成習慣。再加上鼻塞，越用嘴巴呼吸，鼻塞則不癒。我經常講鼻塞的原因和道理，但很少人聽得進去。呼吸用口似乎成了時尚，只有感嘆上天創造我們人體的功能，竟然也跟著流行盲目的走。

許多從事搬運工作者或送貨者，在上貨、下貨時，因搬運較重的物品，雖然在腰部圍上護腰帶，但姿勢不對仍然很容易閃到腰。一般遇到這種行業的患者，我會建議他們在舉起貨品或放下時，要配合深呼吸，這樣腰部就不容易受傷。

另一患者七十多歲，不久前跌倒，傷了手臂。跌倒後她到醫院照了片子，醫生要跟她裹上石膏，她不要，來到診所找我，我幫她處理。因天氣的變化也影響她的病況，所以來治療時我教她呼吸。下次來時就跟我說：「呼吸真的很有效，當覺得痛時，吸氣立即緩解。用力時吸氣，東西可提的較多又不傷身。睡前調整呼吸則容易入睡。走路時注意呼吸則不怕跌倒，對任何事也比較有信心，消除了恐懼感。」她說有這麼多好處，她會繼續做好呼吸，不是只有疼痛時才做，而是隨時隨地都可以做。

■ 一門深入的信心

我們練氣功的動作練得越精細，越能練出好技巧，就如越精密的機器可製造出越精細、越高品質的產品。例如我們在練氣時，可運用太極拳的招勢，在動作間要上、下配合，如手、腳、肘、膝、頭與身體同轉，手持架勢與身體來推動，這樣的一致才叫「身法」。在拳譜裏都講身法，但卻極少人能做到；而說來有幸，我自己在練習的實踐中，體會到古法源頭，從中獲得精髓，並運用在氣功中，再由氣功引導靈性。

強調練功精細深入，意味著雖然是同一個動作，但也練出各種不同的功能，其間也因意念的相異產生不同變化，所以可擇一多練，熟練後以意念的轉換來改變，僅靠意念的造作就有許多不同的感覺，而出現各種功能，可見一門深入的重要。因此在我們講技巧與功能時，都是多用觀察來收攝原理，無論任何動作，只要細心觀察，有很多值得深入思考之處，再來套用、修訂我們的細微動作，如在推手中一一示範其技巧原理的應用，這也是在發揮優質的本能。

曾有一女學生來練氣功，結束時我跟她談話，忽然哭了起來，我問她是怎麼回事？她說是因為患乳癌而來練氣功。我說這樣做就對了，還哭甚麼？她因擔心克服不了細胞。我勸她不用過於擔心，癌細胞人人都有，就看你怎麼對待它們，若太緊張而驚慌，就會失去抵抗力，癌細胞就會趁機擴大、擴散。若練氣功，精神統一，持續不斷一門深入，則氣血順暢，癌細胞就容易得到抑制，所以只要保持身心寬暢，即能降低病情，所以要她好好練不要想太多；並舉台灣有一 26 歲女子種蘭花抑制癌細胞的例子，她聽了覺得較有信心，說她一定會好好練。

練習以意導氣

「以意導氣，以氣運身」是練氣的一個重要觀念，只要深度的意念，強化後很快聚氣於全身，並可轉化為力，稱為意念力；這意念力若能運用自如，一方面帶氣轉氣，用很專注的心念，即可領氣到各部位，另一方面也要以動作引導意念的專注。例如有一次「以意導氣」，觀想入地的情況，感覺到身體陷在地底裡面，上半身堅硬如鋼鐵，但是當將氣往上吸時，好像吸盡了地裡面的水，那流動的感覺，使得全身輕盈舒適，可見意念是這麼不可思議。有學生問能練得幫忙大自然，是否也能破壞大自然？我說我們要幫助大自然是出自愛心、慈悲心，來與大自然應合，才能產生一股力量，而要破壞大自然與之相對抗，則更受大自然抗拒，人力豈能有所作用？所以只要經過練習，隨著心念要怎樣的感覺都可實現，尤其是想壞的事根本不用練習，一想壞的很快就出現，相對的好的就要辛苦練習才能達到，所以人不能有壞心眼，造惡容易行善卻難。

除了「領意帶氣」外，意念可應用的範圍很廣，如我們用虔誠與愛心向大樹採氣，樹就會跟我們抱在一起。若對任何事物都同樣以虔誠的愛心與感恩心，就能感受到相同的回應，任何感應都要看在練習的心態，因意識的操作而感受不同的結果。因此必須將心情意識調好，並以最虔誠的心念，才能達到最大的效果。所以我們不但要開發意識，還要訓練那份虔誠與愛心，才是最好的練功條件。

■ 順其自然保持平衡

人體的陰陽平衡不能失調，一失調就生病。當練氣採氣到最高境界，是純陽，故那種光是柔和的，不會刺激眼睛，也不灼熱，但能量無限。若是陰陽相結合的，能量就不同，不只刺激，熱度也高，能作能源使用，以帶動萬物的生息。而慈光是非物質的，是大自然的本懷，如人之初、性本善，故不會刺激，就像具慈悲心的人講話很溫柔、不傷人。所以練氣時，只要心靜，動作俐落純熟，自然就能採到天與地氣的平衡。任何練內家拳包括氣功、太極拳、行意拳、八卦掌等，心不能急，一急就不和諧，失去平衡，所以只要專心在動作上，效果自然會產生。可知，練氣要以純真的心做事，凡事要出自內心的意願，並非有目的、有所求才做。

而且練氣時時都可以作，如搭公車，公車引擎震動得厲害，我們可採用震動來平衡氣走全身，讓氣隨著車動而運行全身，如按摩一樣，因氣感流竄而感到很舒服。但若是抗拒反而會不舒服，猶如騎馬需要順著馬浪起伏，才不會衝擊折損脊椎，這是教我們要恆順一切的道理，只要保持自然就能自在。

實踐為首要

練氣重於實事求是，凡事要身體力行，不要只是空想，再多的計畫不去實踐也是枉然，循序漸進去做才會踏實，才會取得成就感，而這樣的成就感必定是快樂的，且有更多意願去做其他事；相對的，沒有成就感的人，對事就沒有信心，容易垂頭喪氣。

很多人都只是看書講，看書理解，不經自己的體驗，這都不是真實法。如同樣的一盆水，經過三個人的觸摸後，講出來的感溫必然不同。所以依個人的經驗，身體的敏感度，每個人感覺必有些出入，對事情的判斷力各不相同，所以還是自己去體驗最正確。甚至有人看了很多書，以至於妄想太多，開口閉口都說要開光成佛；若將妄想化成耐心願力去實踐就很好。

我們雖然可以自聖經、佛經裡的探討、鑽研得到許多概念，但行者追求的是步步踏實。例如我們說氣功是另一種可循著氣路，配合意識，由小周天進入大周天、由小宇宙通往大宇宙的修煉過程。由大自然的因緣現象，輾轉進入到大自然的生成汰換，這些過程要在練功中去體悟，體悟我們和宇宙成為一體。如果未經切身練功，即便理解也感受不深。當然練功也要得法，才更容易捕捉訊息和傳導意識，才能一窺宇宙星系的真實樣貌。很多事乍聽下來甚為玄奇，但卻是人人已兼具的本能，差別只在實踐與體驗與否。

把握循序漸進的原則

練功首先要深信不疑，真誠地接受教導。從我的直覺常能得出一些訊息，如從患者的眼神、心識，可以感覺到他內在的接納度，就可斷定治療的效果。一般眼神如帶有疑慮，其腦識神經細胞就自我暗示，治療功能容易受到干擾，效果自然難以呈現。有時雖是好朋友或親人互相介紹來的，但不了解會以為沒有盡心的協助，變得對這患者有效，對另一位患者效果就不明顯，其中一個原因是內心暗自否定在先，因此造成內在的矛盾衝突。

其次是循規蹈矩，若要平衡氣流，不要用鑽牛角尖的心態來練，否則會因氣逆而克制氣流，致使功夫相互抵消或折返，而不能貯氣聚氣。此外，練功必須要心平氣和，不得有一點浮躁，浮躁則氣緩或氣逆，不但沒有功效，反而容易致病。有學生自認精明、底子好，妄想以野馬式的大躍進來一蹴可幾，此短期雖能可見功效，但因不按規律，甚至摸不著頭緒，偏離了方向而不自知，甚至無法掌握突來的境況。

第三要培養耐心，無論做任何事，練太極拳、氣功也一樣，要先顧好品質，先求基礎做的完整、踏實，再求加快加量。因此我一再要求學生必定要練好一個動作才能進新的，否則無法習得那份耐心與恆心。若能從這方面著手，讓心定住，專心養成習慣，以後甚麼事都好做，且可養成很多好習慣，在練氣中改變性格和命運。

第四要樂在其中，一般人都喜歡做有趣的事情，在趣味中自得其樂的，時間很快就過了。如果做枯燥無味的事，則需要很大的耐心，才能在枯燥無味中品嚐出好滋味。如咖啡原本是苦的，經用心攪拌後會有迷人的香味出來。而太極拳或氣功，剛開始若缺乏熟練的動作，只要反覆練習，就會形成氣感，而且練越多氣感越強，不但加深功力，也同時積累修身養性的功夫。

■ 持之以恆專心一致

所謂「精誠所至，金石為開」，有一位氣功學生剛開始練習時做得很不錯，轉氣時卻苦練不成，我遂教他一些簡單動作，讓他集中意念，告知他功夫養成過程無它，只是認真練習而已，但問耕耘莫想成果，終有一天會有好的成績呈現。例如一般人所說理論、哲理的形成，都是用心練習歸納的成果，掌握了訣竅才能去建構理論；而若能運用在生活中，將更深入生活領域，自然形成人生哲理。有時要配合動作的改變才能轉換意志，才不會釘在某一點轉不出來。一旦突破關卡就會產生信心，信心被啟發出來，再堅持練下去，則會度過練氣功的低潮期，若再努力很快就可看到效果。

有些學生自我要求甚嚴，每天練習時間比我所規定的時間還長；雖然已經學了相當多動作，但他們還是每天從頭開始，用心練到最後所學。而為了每天能有時間多練習，改變了自己作息時間，早睡早起，不再上街閒逛，亂買東西。因用心，所以每次練完後都會跟我分享他們的心得感受，而這些往往是那些練得較久的學生所沒有的，且已經超越其他的學生。在他們身上見證了「皇天不負苦心人」。

中文有一句話叫「用進廢退」，許多例子可證明我們人生的轉變，都是必須不斷練習的。如我們的手腳，經一年以上不動，就會萎縮到不會走路，其它器官亦然。今生我們有健全的身體不用，來生可能就會變成植物；曾在貯存有機肥的桶子鑽了六個洞，有次當打開有機肥桶時，看到裡面有種在有機肥桶旁的佛手瓜的根，由下往上延伸吸收肥料。植物雖不會動，但會去探測哪裡有水或肥料可以吸收，再想盡辦法將根趕快延伸到那兒。想到有些人好手好腳卻不想動，只靜待求援助，真是可惜，這樣的空有身軀，還不如植物呢。可見多接觸事物，就能理解事物的微妙之處。人們到處找理論、求真理，卻不注意身邊事物，真理就在咫尺之間。相對的，「只要功夫深，鐵棒磨成針」，或者一般所說久練成鋼，鐵經火鍛鍊而終成鋼，所以身體也能久練如鋼。而如果透過意識帶氣流竄，全身亦可堅硬如鋼，所以細心、認真的練習，會有著更不同、更好的效果。

而且掘識氣功主要也在練專心，用動作來控制及培養專注力。往往不夠專心的人，練好這些動作後，能得到很深的專注，大大的改變性格習慣，對工作也有很大的幫助。例如將水管接到水龍頭，一開水時，水只會濕了附近的地方；但若用手按著它，讓它產生壓力，就能沖得更遠，甚至能沖掉泥沙。同樣流量的水，卻有不同的力道，產生不同的作用，差別只是集中它的力道而已。我們的意念亦如此，經過訓練後，因心念集中，事情會做得更通暢。

■ 一切的修煉都回饋給社會

人的生命不是只有一天，甚至不是只有今生一世而已。今生所學的得到效果，當來世再練時，就覺得容易，而且能達到更好的成就。若今生能將所學的理論與技巧結合起來，來世就能自己編創各種技巧技術，就看一個人用心學習的程度如何，也就是用心不會白費，而是生生世世接替的過程。

相對的，若今生只聽而沒有去做，今生不會有效果。若在臨終前還聽得進去，將變成來生的種子，會去找因緣讓這種子散播發芽。所以要提醒大家，要不厭其煩地多聽，把信息留到來世，即可產生作用，而今生聽與學都能做到，就能在今世所得而改變命運。

我們今生最重要的課題是如何改善人生，此後世世代代都長進。所以將自己所學的、所會的，全部貢獻給社會，與社會大眾同享，不存一己之私，如此不但使我們所學的會得到保障，亦可加以擴大。如倉頡發明文字，讓後世的我們可以自由傳達心意、記載事物。所以我時常奉勸學生們，珍惜今生的因緣，好好學習上進，即使動作還無法做得很理想，最起碼已將觀念了解並記住，將來由這個意識發出訊息，存留在虛空之中，等著轉世再來的身體去接收曾遺留的足跡，就這樣一世傳一世。而且我們在每一世中都要時時進步，所謂「學如逆水行舟，不進則退」，練氣的道理同樣也是如此，可知學甚麼都要一個真誠之心，誠敬之意，方能長功深入功能奧妙。

■ 立竿見影之效／隨時練隨時見效

在練氣時，如走八卦圈外手甩氣，內手接氣，一手灌氣在另一手，將覺得通氣更強，如電流的火線和地線，一碰觸就產生火花，產生雙線的電流效應。如此多練、勤練，會感覺全身很熱，特別是平常冬天手腳都很冰冷，若多練此動作，氣流亦不斷流竄，氣感增強很多。

曾有氣功學生一看到我就滿面笑容，興奮的告訴我，全身感覺氣動，身體非常輕盈。我跟他說這只是初動，方興未已，要繼續練氣，愈久愈好，事事才更如意，乃至深入內層通達廣闊天地。此時的歡喜只有自己最知道。

而練氣的人為什麼會精神奕奕，甚至容光煥發？練氣的人因氣血飽足，對人生充滿信心。所以如果自覺自己命運不順，如家庭不睦，或者小孩時常哭鬧，都可以用氣安撫，或用氣來調伏。失眠的人也可透過調息來平靜心情，而一睡到天亮，換言之，練氣能很快統合運轉自己的心境，讓一切改善很多，如再加上練太極拳等運動，使氣功、太極拳相輔相成，將得到更好效果。

■ 氣功加速疾病康復

古代的中醫師幾乎都有修行或練內氣，才能了解所有的病徵和經絡穴道，以及氣血的循行是否通暢？在甚麼情況下會致病？……等，這些都跟本身的修練息息相關，因此氣功是一門很深的學科，我們氣的修練越深，所知越廣泛，一門深入，牽連到身體各個環節的知識。

練氣可以祛邪扶正，讓疾病復原的更快。曾經有一位學生手受傷骨折，當時醫生要幫他打石膏，說要四十天才拿掉石膏。但他沒有接受打石膏。因為他勤於練氣，不用四十天，手已經不痛了，轉掌再推也不會痛，他自己也不敢相信會復原這麼快，不到一個月就幾乎全部好了；當初如果打上石膏，沒有運氣做動作，把氣血運到受傷部位，四十天拿掉石膏後，肌肉很可能因氣血瘀滯，而萎縮無力，若要再讓它復原，恐不知要多久的時間。

我舉例說當植物被傷了枝或根，其他部分或可茂盛，但受傷的那一段必較為萎縮。人的肢體接合亦如此，要能夠爭取時效，不要等到氣滯萎壞而失去復原的黃金時間，所以打石膏固定固然有好處，但要保持氣血通暢，否則久久難以復原。

■ 調整意識即可轉化因緣

病人告訴我他所認識的一位少婦，出生脊椎即成S行彎曲歪斜，這並不是遺傳的，但奇怪的是她的三兄弟姊妹都跟她一樣。我說那是因為他們的母親在懷孕時，跟他們的父親時常吵架，致使胎兒在子宮胎盤裡，歪斜扭曲而形成S型脊椎。

聽我這麼說，他很有同感的告訴我，他跟前妻時常吵架，使得兒子一出生就脊椎歪斜，至今已十八歲了。他現任太太正懷孕六個月，也時常有恐懼感與緊張，心神不安，讓他很擔心。

我勸他不要擔心，要幫忙太太找出恐懼、緊張的原由，不要將這些不好的因子傳給小孩，否則將來小孩也會跟他媽媽一樣。夫妻要調適情緒，為孩子的將來做意識的調整定向，不僅會改變孩子，也改變父母的業緣業障。

一般人都在迷茫中接受既來的因緣，卻不知在發生之前可以調整方向及改變作法，而趨向自己所盼望的。

■ 練氣可轉變命運

氣功的理論一直離不開大自然，甚至也關聯到前世今生，皆離不開宇宙的運行法則，而前世的業報可透過今生的努力來轉化。例如分給每個人一樣的種子去種植，依個人的努力與用心的程度不同，每個人的成果就大不相同。有的連發芽都沒有，有的發芽後又死掉，有的長得很平常，有的長得很茁壯。今世的用心努力勝過前世的種種景況，若加上理論上的推敲，並在技術上下功夫，加強意識的能量與力道，都足以改變人的一生。

因此練氣功的意義，在與和自己的內在取得共識，若沒有好好往內找，內求不得，反而被外在影響，甚至牽制。不只是氣功，任何的修行都是如此，都是為了提昇性靈，得到智慧，改變命運。如果我們多用心在體驗自體、心靈與自然的道理上，即便過去種種不如意，或者很多不堪回首的過去，此時此刻都可透過精勤修持，來開創嶄新的生命，同時也才不會辜負這一生。

第三章 練氣練功亦練心

■ 藉氣功修煉修養心性

這套掘識氣功，重點不只在於強身健體、祛病養生，更不斷的強調心性修養的重要，練氣不是為了跟人比高低，而意在提昇靈性。然而身心本來就是一體的，藉由練氣來雙管齊下，一氣呵成。

因為強調心性修養，所以要把基本的道德規範做好，把戒守好，行為正當，心思純淨，氣就自然運行，再加上練功的技巧和方法，這樣善念搭配正氣，便可提高心靈層次，氣所接引到的光明也會更大、更強，對人生所行的道路有很大的助益。

在漸進的修練中，養成約束與克制自己而守戒律，是透過內在自我引導的方

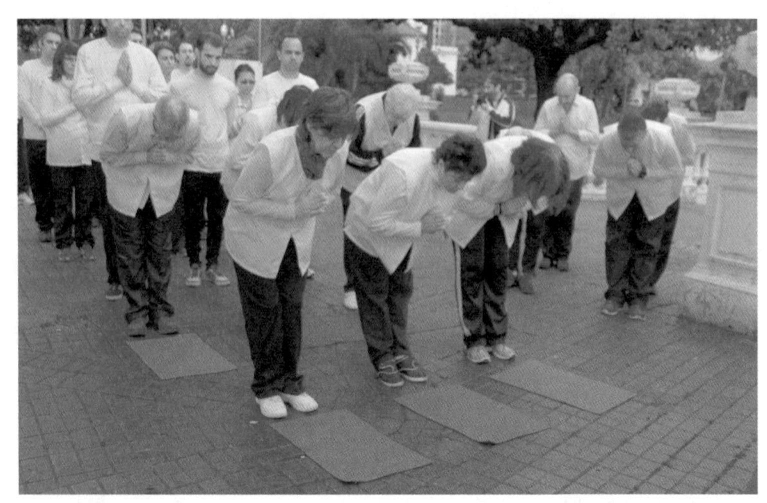

雙手合掌敬禮表達內心的虔誠及敬意，也是彼此問候與祝福的方式（Luis Beltran 攝）

式，引領氣血運轉，而逐漸深入深沉意念的境界。當意念純熟之後，再引領到外界，去探視宇宙間各層面的自然現象，了解之後再逐漸適應而漸融入其中。猶如一滴水融入大海，成為大海的一份子而不具個體，我們的修行亦是融入宇宙之中。

因為重視心性工夫，所以我在傳授功法時，習慣和學生們雙手合掌敬禮，合掌在胸前是表達自己內心的虔誠及敬意，受禮的人也以同樣方式回禮，在這樣的互動中顯示彼此的誠與敬。此外，這也是一種問候與祝福的方式，在旁人看來相當隆重，但這卻是要收攝精神，凝聚心思，使得練功能更專注。

意即，練氣功上軌道的人，將學會如何看清楚每件事物，對自己要求嚴謹、不隨便，講話都講有意義的好話，穿著整齊不邋遢，走路坐姿都很端正，這是精神的象徵。人若沒有時時注意自己的行為，任何事都隨隨便便，就沒有精神意識的存在，而且容易犯錯，帶給自己和別人莫大的煩惱。

相對的，當我們的精神領域較接近靈性時，內在就會有一種自覺，對於曾經犯的過錯，希望能懺悔業障，使靈魂在清白中得到自在，否則在業力中靈魂很難受，一直希望借用這身體來清除種種業障，也就是身體要跟靈魂兩者要配合，才容易得到完整的健康。

總之，我們練功不僅要懂訣竅要領，還要設法改掉過去不好的行為習慣，若以過去我行我素的生活方式來練功，將無法掌握到氣功的心法和精要。練拳、練氣功不是只用跟的，是要由學習到領悟。在練習身法的時候，若特別聚精會神，及調整心性才能契入和融會貫通。很多人練了一輩子，悟不出深刻道理，就是缺乏專注和調整心態去採納。

身心靈整體修煉

掘識氣功強調心識的作用，是要從氣功動作中，確實感受到自己的起心動念，要將自己的思想觀念，配合身體的動作來達到一致和協調，使得思想和動作之間能夠一致，內外保持調合適度；因此儘量讓動作變慢，才能看到自己動作的過程、體會動作的作用。因為由動作中可看出一個人的待人處事，以及對事理的通透性，如由走路或行動舉止，顯示出一個人的心性、為人和成熟度。我們是由呼吸配合動作，藉由呼吸將動作細節條理化，進一步引導到一般的行動舉止，而做出好的規範。

除動作導引氣的修煉外，我們偶爾也會以靜功的形式來練氣。如靜坐時，將一切事物都拋開，好像一桶滾動的水讓它靜止下來；滾動的水是髒的、汙濁的，靜止時的水則是清澈的。這比喻著人若沒有安靜的頭腦，永遠得不到智慧，就像水如果是污濁的，沒有沈澱下來，就看不清楚裡面的東西。心識靜止，才能往內找出自己本自具有的慈悲與大愛，而且可以懂得怎麼調適自己，知道自己的優缺，在修練中也心懷大慈悲心，去做對自己和別人有幫助的事。

且不僅對人類慈悲，對植物、動物也都要有慈悲心及愛心。在公園練太極拳附近，有一棵棕櫚樹，風一吹它就傳播種子，不久之後，四周就長了許多小棕櫚。但因時常有人在公園走動，遭人踐踏，這些小棕櫚的生命都不長。問學生是否想改變它們的命運，除了幫助植物生長，也是一個認識植物、進一步了解大自然的機會。

上完課大家一起挖小樹苗，我告訴學生可以跟這些小樹苗對話，它們一定會很高興的表示很感恩你們。就這樣大家都很高興的帶著小樹苗回家種，也幫小樹苗改變命運。

因為領養的製造因緣，讓這些小樹苗不再繼續受踐踏或乾枯的煎熬，改變了它們的生命價值。也告訴小棕櫚樹不要再生長在這裡，小棕櫚樹似乎也聽了我們的忠告，直到現在經過幾年的時間，小棕櫚也沒有在這裡再長出來。

以這小小事來引申因緣觀的用法，我們練的細微動作的道理，就是要細心觀察一切事物，是我們功理功法的擴展。再提到用心的效用與影響，用心做事不僅快又正確。若不用心、不專心，養成習慣了，不僅對周遭的人有影響，還延續到下一世，甚至比這一世更糟。例如父母一向很緊張，生下的小孩也容易緊張。看到有兩、三歲小孩會無緣無故的緊張，這都是上一代影響到下一代的結果。

不僅幫植物改變命運，對個人的影響，也是慈悲心的增長。對植物有關愛，都會產生作用，何況是小生命，普及到動物及人類。每個人每天付出多少對有情眾生的關愛，自己很清楚。所以若想活得更美好，那就是要多付出關愛。有句話「助人為快樂之本」，因為在幫助他人時，自己會變得更樂觀、正面，讓自己覺得快樂，也可以讓身體更健康，達到降低病痛的效果。不要小看小小的一件事，也是需要經過多少時間的磨練學習，才能做好，這就是我們學太極拳，氣功的用意。

此外，練氣有洗淨身心之感，所以有學生練完之後告訴我，在觀想時有不斷被沖洗的感覺，不只洗滌身軀，也洗滌心，內外都清洗得很清爽。也因為有這樣的特別體驗，就會更用心每天練功，覺得除了日常工作外，練氣成為不可或缺的必作之事。當一個人努力在有意義的事情上，就不會在意其它瑣碎事物，而且我們若時時做有意義的事，這才是有意義的人生。

總之，身心靈是一個整體，若問靈魂與精神的區別，我曾舉例如阿根廷國父聖馬丁，他留給我們的是他的精神，但靈魂是更深層次的，我們的靈魂會跟著業力運作，生生世世跟著我們。當到一定程度，靈性就會顯現出來，可以把自己慢慢的找回，記憶起自己的來處。因此練氣不是只練這個身體，更重要的是鍛鍊我們的精神與靈性，淨化我們的業力，所以名義是練氣功，但裡面有許多深刻的智慧有待我們學習。

■ 著境易著魔

有些初練氣功的人，體質敏感會有種種幻境，如有學生說他在練清除地裡的濁氣時，氣在轉時覺得身體大於地球，似乎自己騰空而轉。我向這位學生表示，那只是感覺而已，不要認為已達到境界了，或氣已能增強到可以扭轉地氣的能力，其實這只是意念接上大氣而已，尚未達到真正境界的能量，不需過於興奮，只要藉此激發個人的信心，繼續在功法上努力。

也有學生把氣由會陰引至百會，頓時覺得脊椎內部如鬆緊帶般的往上拉，好幾次像是懸在半空中，讓她感覺很舒服、很歡喜，也讓她更認真在練。我提醒她說這是因為很專注，氣又運行快速，所以才會像被拉起的感覺；練氣練到有感覺，享受到快感，但不能一直在追求那種感覺，否則有得失心，使得意識分散，那種感覺就隨之消失，而很難再出現。所以在練功中，只要認真專注在觀想的地方，使意識靜止著，那種平實平淡的感覺才最深刻；不能心存貪著的念頭，一但貪著，這氣感容易消失，這是練功的要訣之一。

我也曾跟學生談到，雖然學了氣功能調整病情，但要適當的使用，才不至於損了自己的元氣。用氣過度，會使原先的氣喪失，情緒因而下陷，顯得驚恐失神。所以一開始練習時的心態很重要，如果沒聽進去，只為貪得更快的治療效果，或者體驗到特別的境界，都會帶給自己很多的後遺症，我不鼓勵這樣過於冒險的練氣方式。

如果初練氣功不得力，我會稍微用不同的方式來引導，因人而異而用個別教法，所得的收穫也會不同。

■練氣功能讓身心祥和

一氣功學生由於練體中心及手腳轉氣，因勤練又專心在意念上，不僅長功快、效果好，也改變了他的思維模式。他曾是義大利足球隊員，幾年前退出足球隊回到阿根廷。以前他常坐立不安，對任何事都缺乏意志力去處理，而現在每天都處於很安祥的狀態，做事有條理，既快又好，好像換了另一個人，甚至影響了他的家人。

問我為什麼練氣功能讓整個心情平靜下來？我說我們練動作時必須先將呼吸調均勻，再配合動作的韻律節奏，才能使心識集中在動作上，眼睛凝視動作緩慢呼吸，自然地伴隨著動作。

有這三方面的結合，心識才能靜止，一旦心識靜止，就容易接近靈境。在這樣的狀況下，呼吸深沉、氣循經絡，供輸到每個神經細胞。細胞有飽足的氧氣，才會發揮它的正常功能，全身各器官可以得到很好的支配與調適，就能安然自在、精神奕奕，心識滿足則全身自然放鬆，一切祥和。

■ 練氣讓身心更柔軟

我們可以藉由練氣讓自己身心更柔軟，我常跟學生說只要動作變換角度，就能將對方折服，亦或扣住令對方無力反擊。然而要變換角度，首先要保持靈活和彈性。若硬用使勁的方法，在一大群人中輪番戰術，不以智取而以力搏，則終會體力透支，無法撐到最後，故不是上乘法；反之要用輕易的反折法，讓對方偏廢功力，使不出勁來，才是高段技法。同時，折服對方而不傷害到他，對方才不致心生怨恨，也才不失我們的原則，不背叛我們練氣學拳的初衷。

練功的人是要化解怨仇，不要自認有一點工夫就可仗勢欺人，結更多的惡緣，時時檢視自己內心的感受，分辨所作所為的是非好壞。如對方還在，最好當面懺悔，化解恩怨；若已不在人世，就要在心靈上表達悔意，用意識去追蹤，溝通怎麼彌補，這是我們練氣的人同時要自我要求的部份。

我們從前不自覺造了許多業，跟別人有種種過節，在練功的時候有時會一一呈現出來，我們要及時懺悔，心中就會覺得輕安。年紀越長與人的過節越多，業力跟著增加，但知錯快改，才不會被記錄在第八意識中。就好像不好的種子在尚未發芽前就把它拿掉，因為尚未產生生命力，就不會形成作用。許多學生在練功時，出現小時候跟人家有過節的狀況，這是從自身的靈性發出來的，見證我說的，當我們的精神領域比較接近靈性時，內在就會提出一些曾有的過錯，希望能懺悔消業。因靈魂在清白中才得以自在，在業力中靈魂很難受，一直希望借用這身體來清除種種業障，也就是身體要跟靈魂配合，才不會生病。今生的業比較容易消除，雖說今生的業，但也跟前世都有連帶關係，若能消除今生的業，就儘量今生消除，才有可能重罪輕受，如果今生都不去面對，那只有不斷的累積業障了。

因此，這套氣功學好功法後，我們將會脫胎換骨，變得有自信去做任何的事。因為這功法在啟發人的內在潛能，以及培養靈性的昇華，乃是復古或返本歸真，是在引導人們回歸原來良善的本性。時常提醒自己是修道之人，這樣漸漸地改變我們的待人處事、心態，從此做任何事會踏實而穩定，也可以幫助別人解除苦惱。

第四章「掘識氣功」動作解說

1. 拉掌帶氣

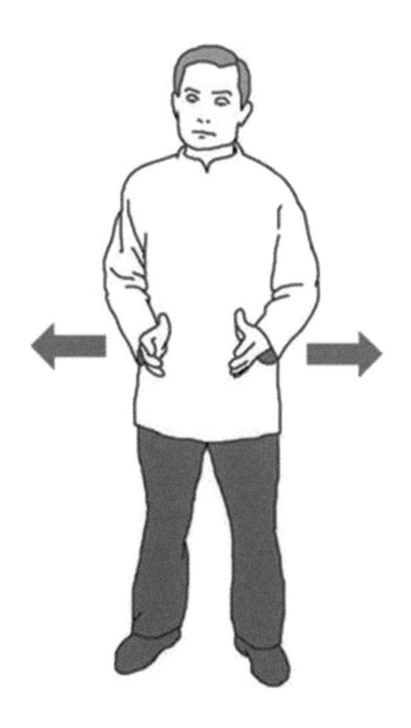

兩腳站立與肩同寬，雙膝微曲，深呼吸三次，肩不動，讓心、身鬆靜。

兩手立掌於腹前，兩掌相距約二十公分置於腹前齊臍，雙掌固定不動，用雙手肘呈平行式的向外拉動，意念在雙手肘成平行的開合，每次的開合以雙手腕微貼側腹，保持鬆肩

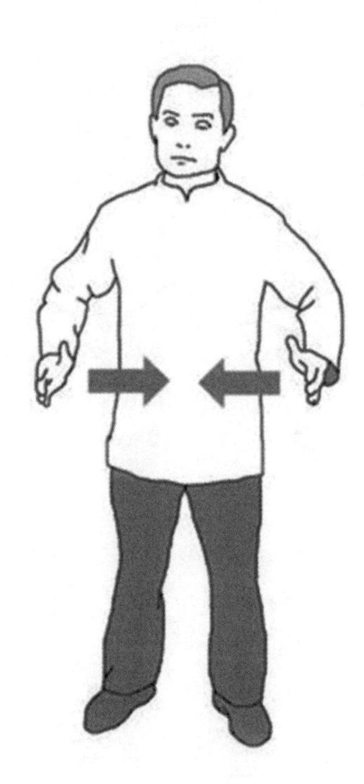

垂肘的拉動。這是開展磁場的第一步，效果好，務必多練。

開合時會感覺氣在拉動，意念想著像拉鬆緊帶，做五百至一千次或更多。

這個動作是開啟氣功的基礎中最基本的動作。在長進中總有離不開第一個動作的要領，也是帶進靜定的基本步驟。

功效：只要動作正確，立即有氣感，再多練一會兒氣感更明顯。有些學生越練越歡喜，欲罷不能。因為練起來感覺全身輕鬆舒服，氣貫全身，有疼痛之處立即減輕或消失，有帶氣、聚氣功效。

做此動作時，意念很重要。

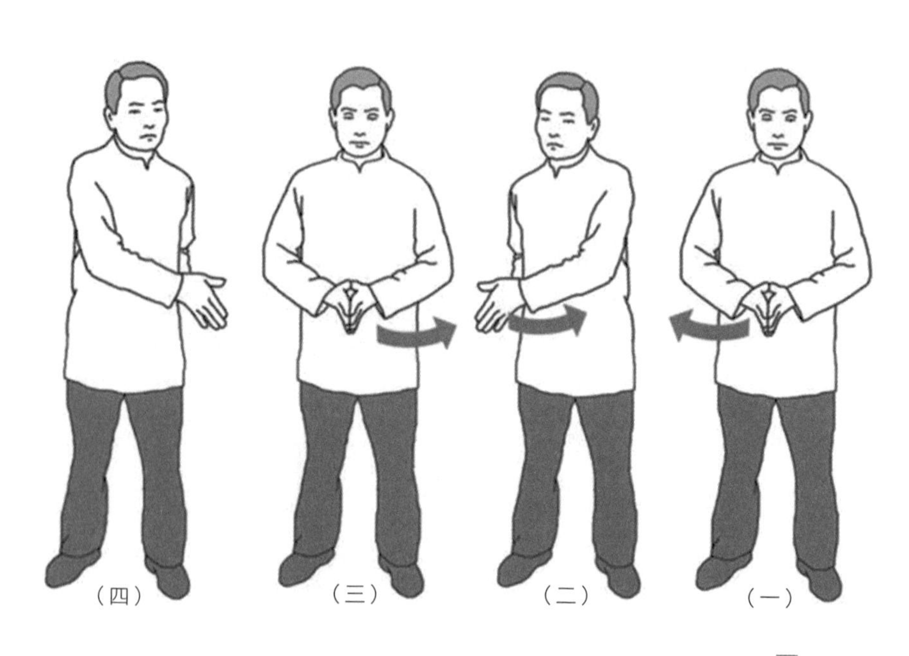

2. 擺掌生輝

兩腳站立與肩同寬，雙手合掌貼於腹前臍下，指尖微下垂，一直保持合掌狀態，以手肘向右側腹後拉，此時左手指與左肘成一直線，意念在右手肘，貼於右後腰，頭與身體保持不動面向前方，當右手肘貼於右腰，再改換左手肘拉向左方，為一次，再繼續左右來回擺動，速度均勻，不快不慢。要注意動作要領。

次數：五百至一千次或更多。五百次約十分鐘的速度。

效果：增強腎、大小腸、脾胃內臟器官，子宮、卵巢、生殖器官

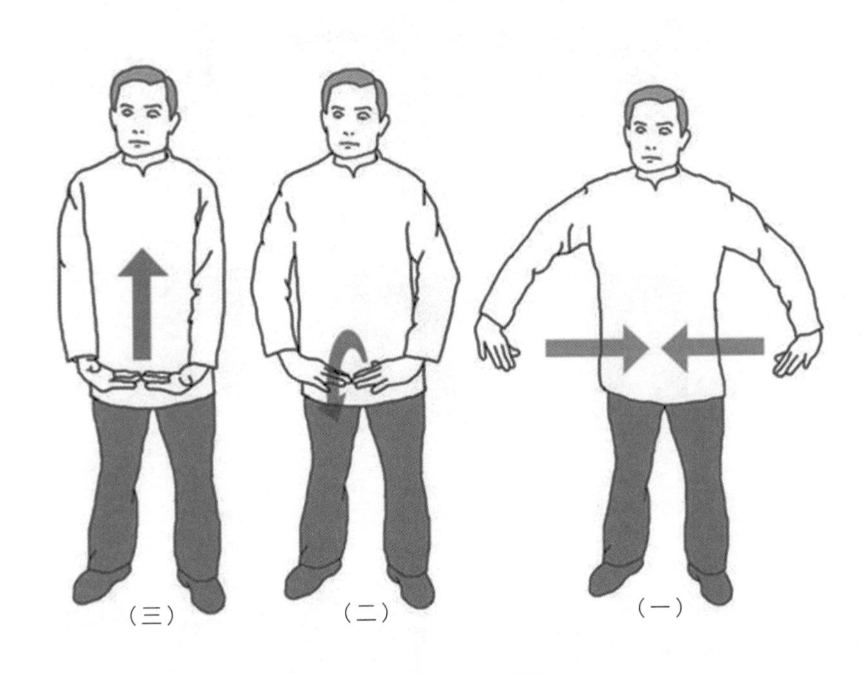
（三）（二）（一）

等功能。也能消除腹肉，保持正常身材。因大幅擺動對扭、拉腹部，不僅能消除脂肪，還可使肌膚富彈性。

3. 煉鐵成鋼

雙手掌向下壓，外弓置於雙側二十公分的身體外前方，指尖相對，雙手指距離約五十公分，此時雙肩胛拉平成弧形，數到十後雙手指尖往中間，移至相碰，翻掌掌心向上，雙手腕成九十度

此時雙手腕到碰觸的指尖成一直線，手腕及手臂拉直，雙手掌背緊貼，手掌背頂力上行在鼻

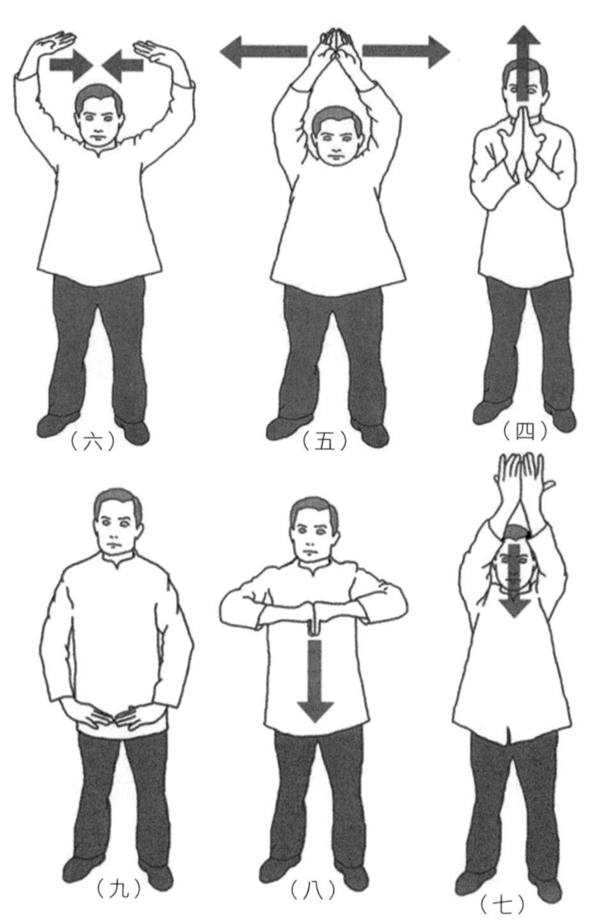

尖的高度，翻轉手腕續上行到頭頂，雙掌朝上到盡處向兩旁分開，雙指間空出頭的距離

雙掌朝天數到三十後，旋轉雙手肘相碰，雙小指相貼再慢慢轉到掌背相貼，手肘相碰再慢慢往下，當指尖在鼻尖高度向內翻轉擦鼻尖而下，

持續相貼下到盡處再慢慢分開，指背還原，剛開始的動作為一回，共做三十六次。

效果：強化各內臟及氣機的運行，對肩臂、肩胛有很好的效果。（練此動作後，肩胛疼痛消失，改善各臟腑功能，精神倍增）

■ 4. 兩手交擺

兩手搖擺交叉於下腹前，往上仍交叉貼於胸，兩手指尖在雙肩瑣骨處稍停再

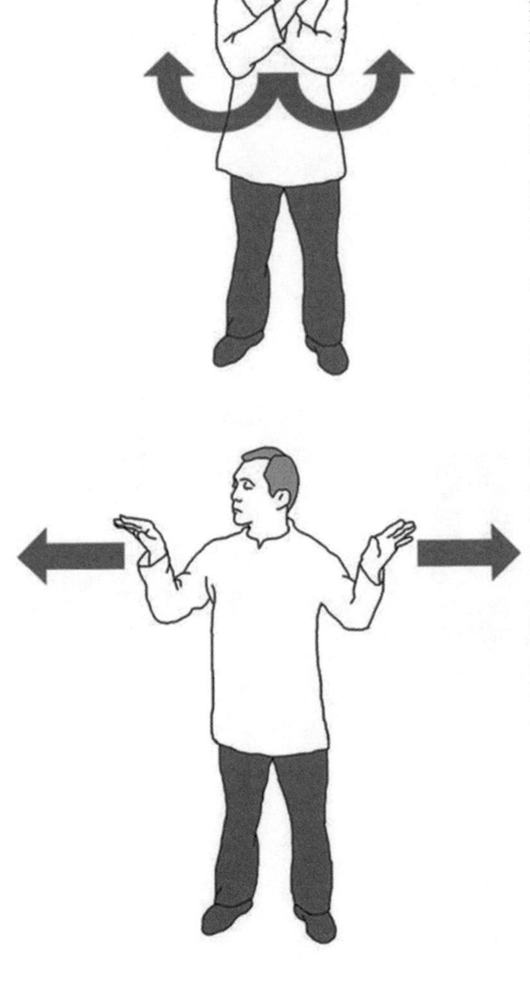

往下甩，雙手往兩邊提，手肘在下，手指在肩的高處稍往兩側用掌推，五指分開，眼視右手中指尖算到9放下

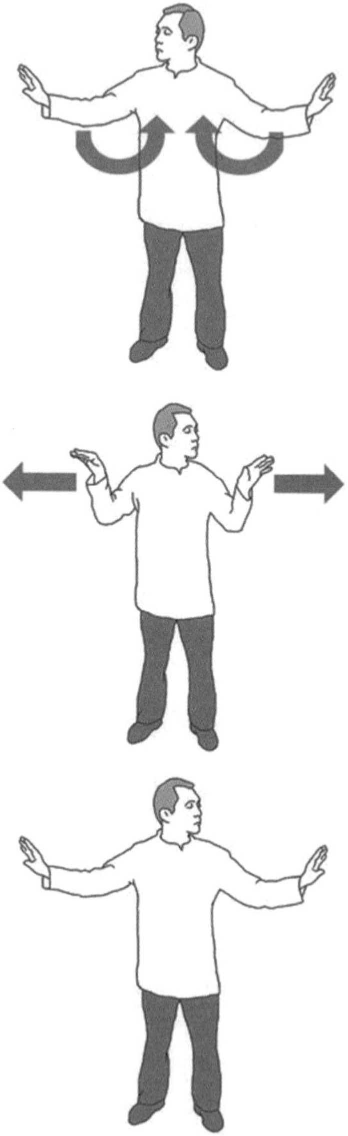

還原，雙手交叉於胸前，再重複動作，眼視左手中指尖為一回，兩邊各三十六次。

效果：在訓練動作和呼吸的配合，加強動作和意識的結合，注意力集中在中

指尖端，促使意識、精神統一。對難專心的人要多練，必得效果。

■ 5. 引體收發

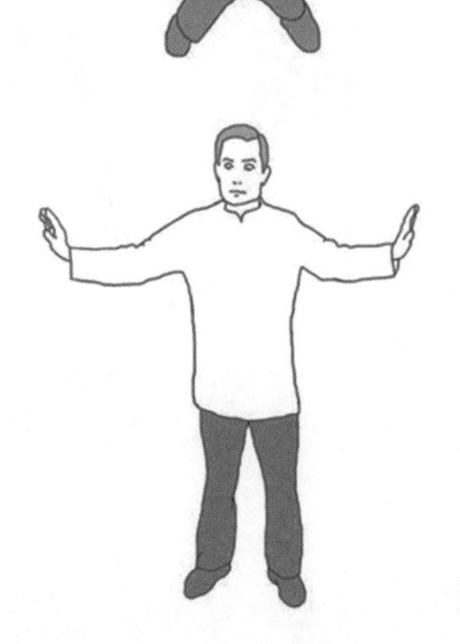

雙手雙膝同時同角度彎曲，連接第四的動作，拉直手肘左右立掌往外推，下蹲兩膝相碰兩肘向肩胛骨後貼，保持立掌，同時吸氣強勁停一秒，就起身向兩側推掌，以腹部強壓吐氣到兩手肘拉直為準，為一個循環動作，做三十六次。

效果：此動作呼

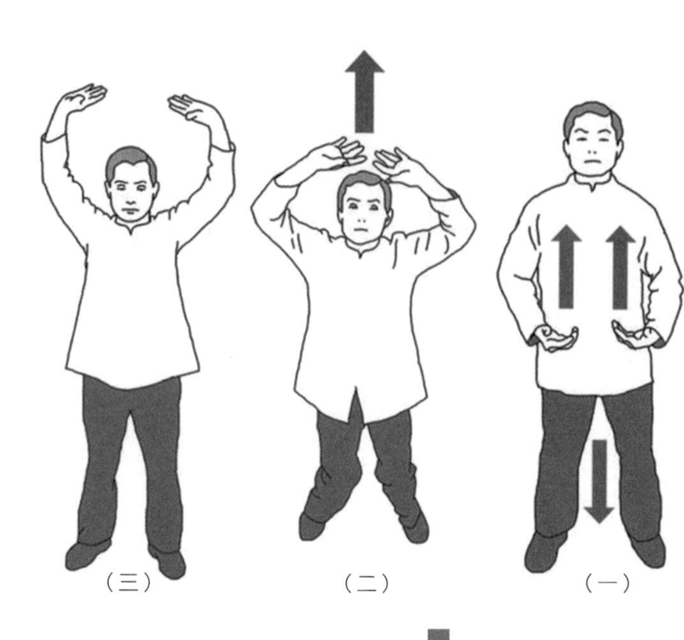

吸強勁，訓練強力吸氣，用鼓氣推力的作用，將氣氣貫通全身，以助氣血暢通，增強抵抗力，促身體轉弱為強的速效動作。因強吸氣、吐氣的作用，甚具排毒效果。練習時流出的汗液較濃，即是排毒作用。

6. 宇宙共鳴

雙手交叉，擺掌貼胸吸氣，放下交叉腹前吐氣後，雙手往外向上轉擺，微下蹲，吸氣強慢慢起身並以上、下顎壓舌發出M長聲，雙掌頂上朝天，當起身拉直膝蓋後，換雙手肘往上拉直到氣M完為止，雙手往外側而下，為一回，如此重複做三十六次。

效果：呼聲震動各內臟器官，促進血液循環，增強氣流，強壯身體，促進腦細

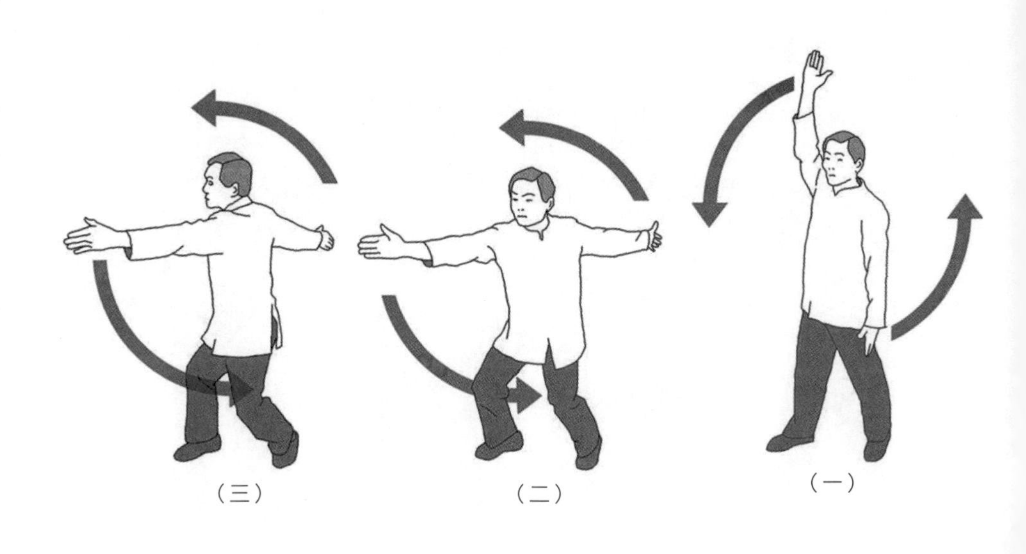
（一） （二） （三）

胞的活躍，對緊張壓力、焦慮、下陷、驚恐等都有幫助。

7. 風起雲湧

兩腳站立與肩同寬，右腳向前跨半步，右手舉高向上，手臂貼頭，左手往下貼左大腿外側，雙手臂掌成一直線，如棍上下轉，當轉到雙手成直線在肩的高度時，稍蹲下頭轉看後面直線的手掌，然後慢慢起身，如棍的手已在上下，在上的手臂貼耳朵，在下的手貼大腿外側，在轉動時雙手如一支棍，拉直繼續慢轉，手在前方往下轉的時候眼睛看前面的手臂，至肩的高度時則轉看背後的手，轉三十六次，換腳換手再三十六次。

效果：活動了身體的每一關節部位，是

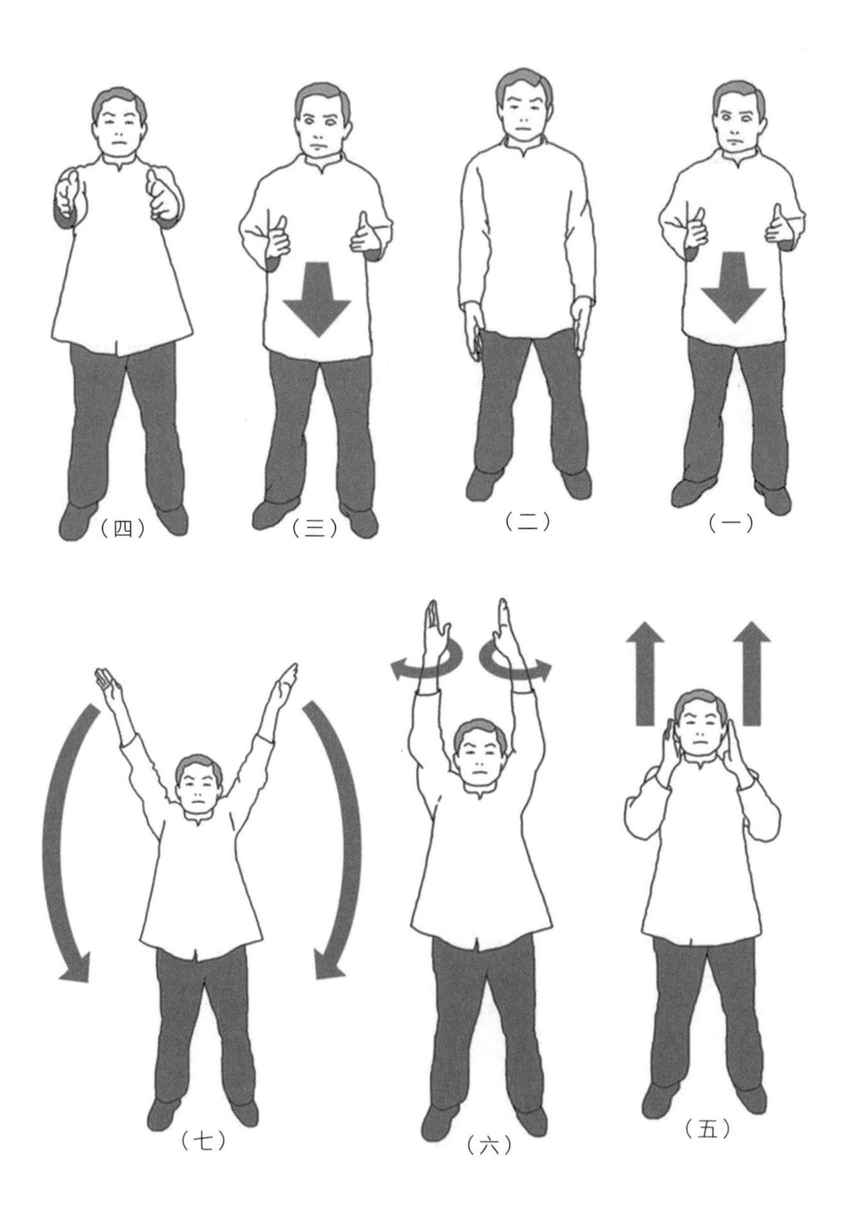
（四）
（三）
（二）
（一）
（七）
（六）
（五）

一個很完整的動作，對產生「氣」有相當好的效果，對身體的健康或對氣的提升都有很重要的功用。尤其對脊椎歪斜、變形或S型，只要恆心練習可矯正。

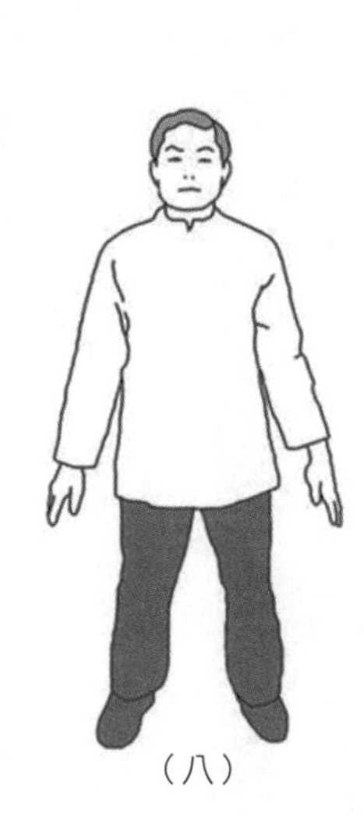
（八）

8. 呼天應地

雙腳分開與肩同寬，吸氣，雙手直掌往大腿前方十五度往下插，同時吐氣，雙手伸直，意念在手指尖數到九

曲肘往後同時吸氣，往前插雙手伸直與肩同高，同時吐氣

再吸氣往後曲肘，同時吸氣，雙手往上，指尖朝天伸直數到九後，雙手掌轉往兩邊指尖斜上成六十度，數到九再閉氣

直到手掌慢慢往下時才慢慢吐氣，越慢越好，吐氣時要像流水般綿綿不斷，雙手回到貼雙腳為一循環，作十八個循環動作。

效果：動作簡單，著重在意念，當雙手慢慢往下時，身體會有浮起的感覺，

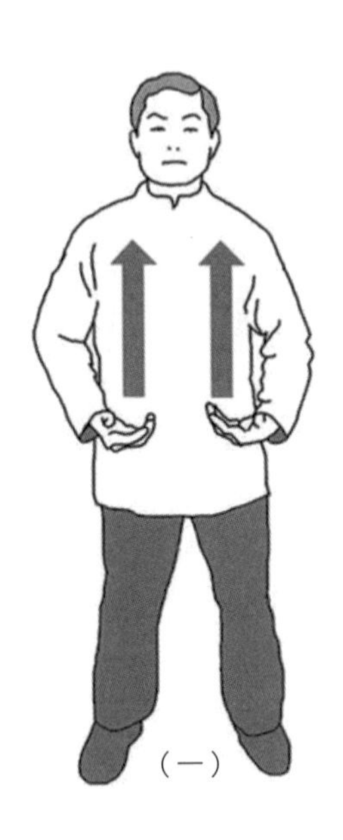
（一）

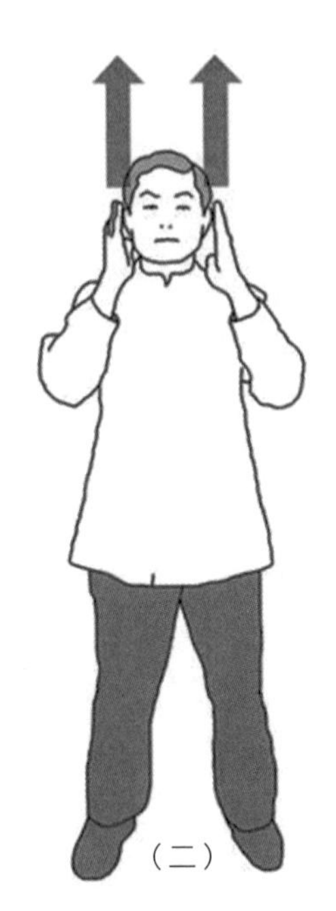
（二）

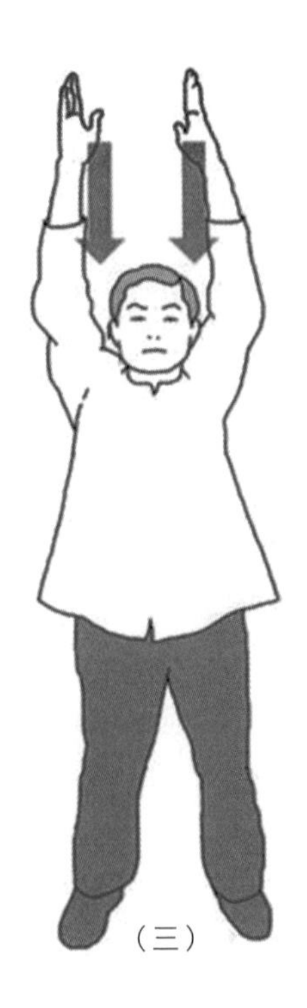
（三）

身心輕盈，渾然忘我，增加練氣功的興趣。

9. 頂天立地

連續上面的動作，雙手掌伸直貼在大腿，吸氣，雙手往上身前移，雙掌向上，兩手指尖相抵到腹前再往上到耳際轉掌而上，雙手拉直雙掌相向

閉氣數到十後，雙手往下慢慢吐氣，到頭兩側時開始轉掌，經耳朵、脖子後兩肘往外兩側拉開

慢慢往下彎腰，此時雙掌在

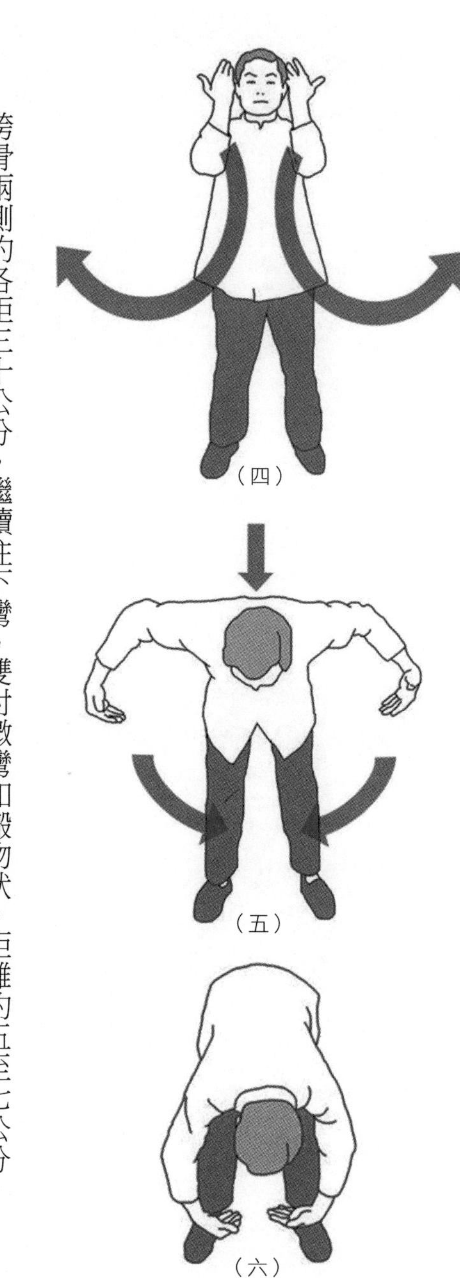
（四）
（五）
（六）

跨骨兩側約各距三十公分，繼續往下彎，雙肘微彎如搬物狀，距離約五至七公分，放鬆膝微彎數到三十後，雙手掌回捧往上繼續第二回動作，共做十八回

效果：有頂天立地之感，將吸取地氣送上天，再把天上的氣接下來，接通陰陽氣，身體感到非常舒暢。

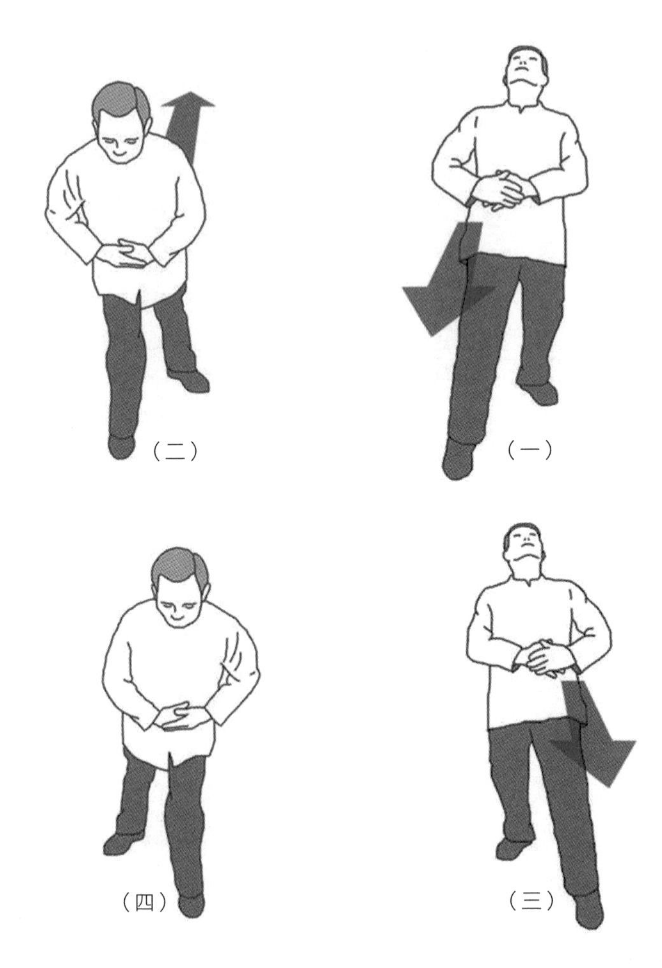

10. 龜鶴吐納

第九個動作後雙手相疊，右手在上抱側腹，右腳向前跨一步，身體向前傾，吐氣，停二秒鐘再向後仰，頭、身、腳成一直線，同時吸氣，稍停二秒鐘再向前吐氣，呼吸速度與動作同。然後換左腳，左手在上抱側腹，動作要領同右側。

側看姿勢：

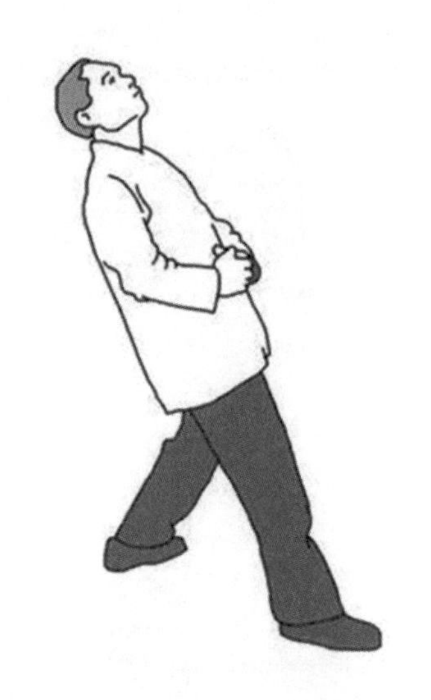

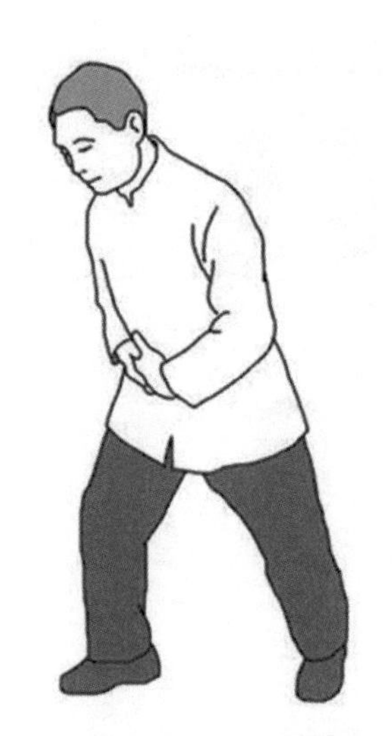

前後動作為一次，共三十六次後

換左腳，同樣動作也是三十六次

效果：如龜鶴吐息，除了練習平衡感外，藉動作的前傾後仰作吐納調息，可鎮定神經，亦可長生。許多學生練此動作後改變了情緒。

■ 11. 兩極旋氣

雙手向兩側伸開立掌齊肩，向前後畫圓旋轉左右各一百八十度成一圓圈，頭身一起轉，左右

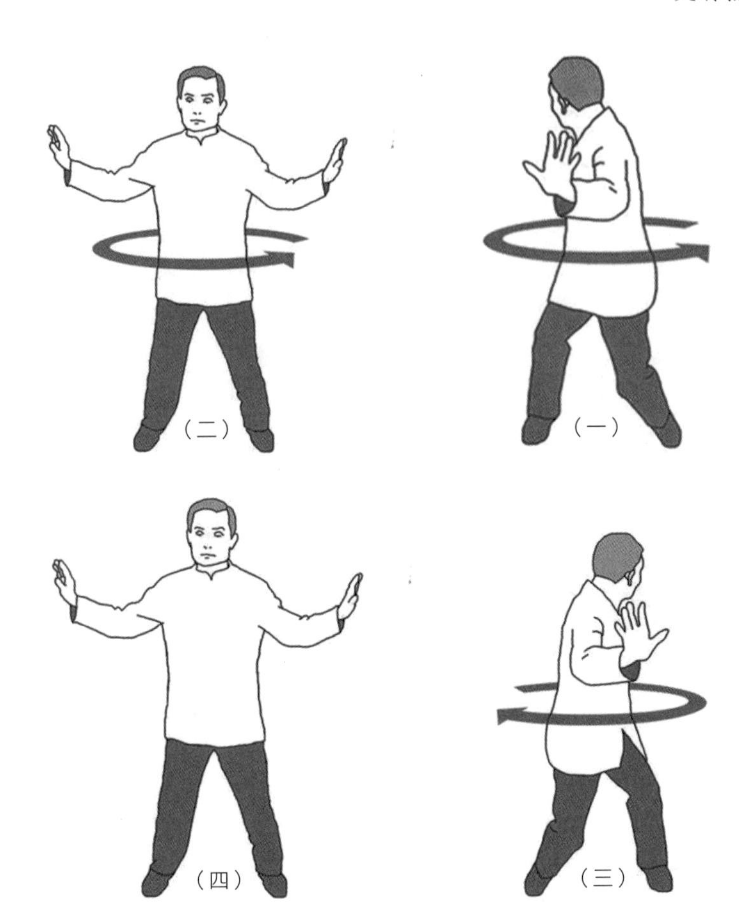

旋轉一次為一回共五十四回。之後再以快速旋轉亦五十四回。

效果：感應南北極及周圍的氣場，曲膝扭身，對拉動脊椎有調整彎曲作用及使其柔軟，增強全身的耐力。

12. 腹腔吐納

雙腳與肩同寬站立，用手貼在肚臍吸氣鼓上腹，提肛，使

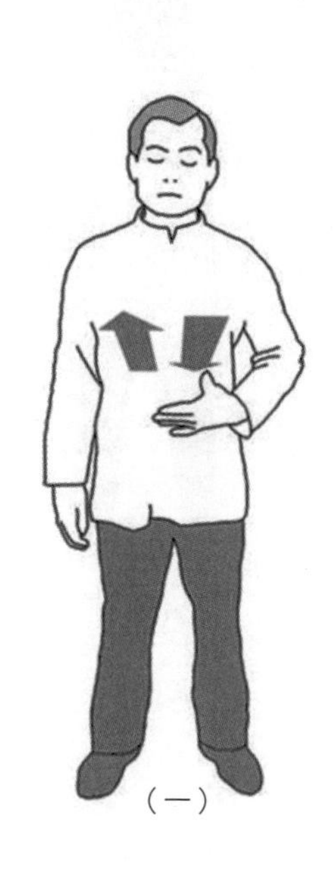
（一）

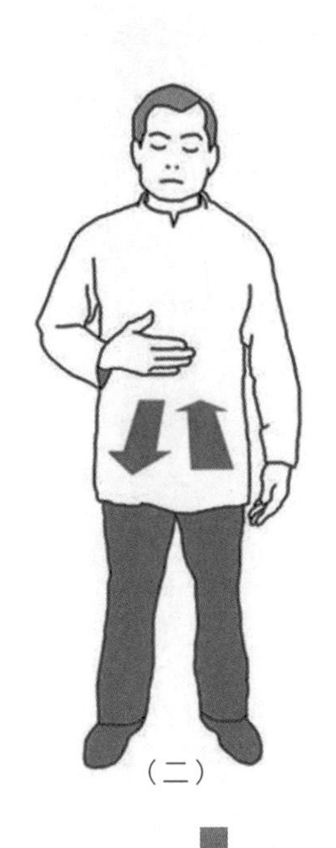
（二）

上腹鼓起到最大限度，緩氣換提前陰（睪丸或陰戶），同時鼓下腹，陷上腹，稍停三秒換鼓上腹縮下腹，上下做完為一次，共六十次。

效果：僅很細微的吸一點點氣，內呼吸的內練法，一鼓作氣在上、下腹滾動，與很細微的吐一點點氣。對腸的蠕動有很大的幫助，同時也是下一步調息練功的基本動作。

■ 13. 調息採氣

分東、南、西、北、中五個方位

面向東方雙腳與肩同寬站立，雙手大拇指翹起，餘四指輕鬆握拳貼於

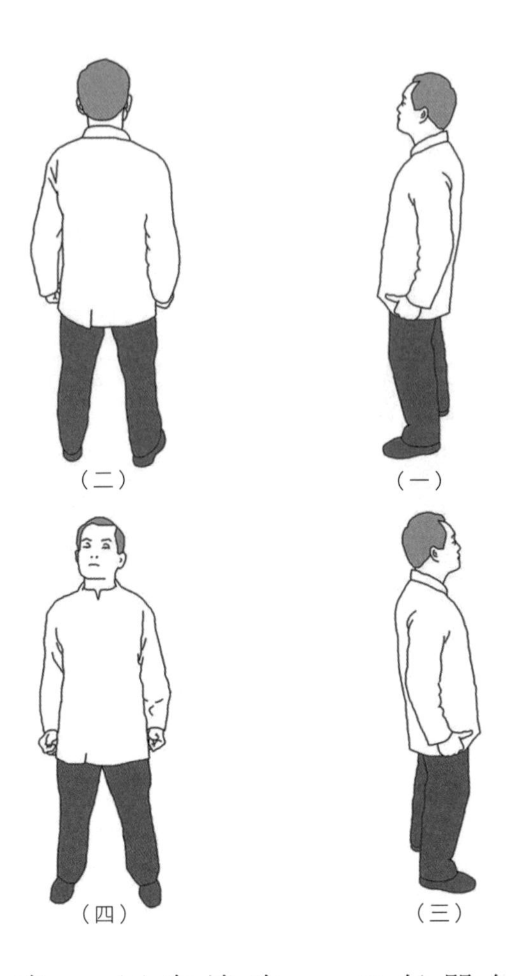

大腿兩側，吸氣時慢慢翹起大拇指，氣吸滿至大腦，稍閉二秒鐘再慢慢吐氣，鬆下大拇指做三次

換南邊同樣三次，再換西邊、北邊，換至中間時頭向上仰，三次後再回到東方

同樣方式做五次，五個方位做完後換七次至九次增加，但中間方位每

輪只吸三次。

效果：練習調息、採氣，將氣吸到最飽和的程度，很自然的與大自然產生磁場，以備將來轉氣的根基。感覺身體很輕鬆、純靜、頭腦清晰，改變情緒、精神飽滿，心情愉快，也是訓練深呼吸及長吸氣的要訣。

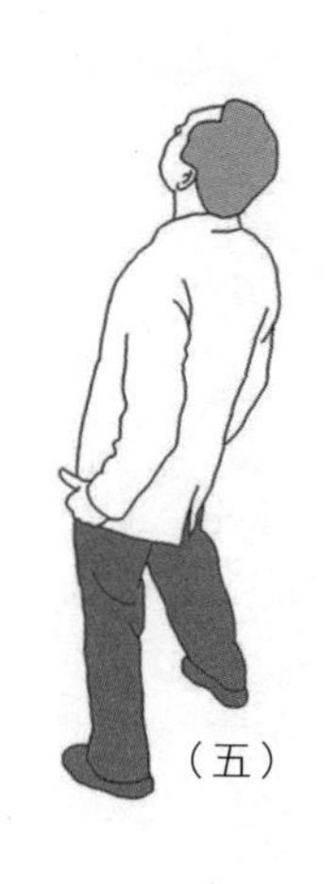
（五）

14. 滾球採氣

先在地上畫一個一公尺長的十字交叉，分東、南、西、北、中五個方位。

調息採氣先面向東方，左腳在前，右腳在後，與肩同寬站在十字線兩旁。左

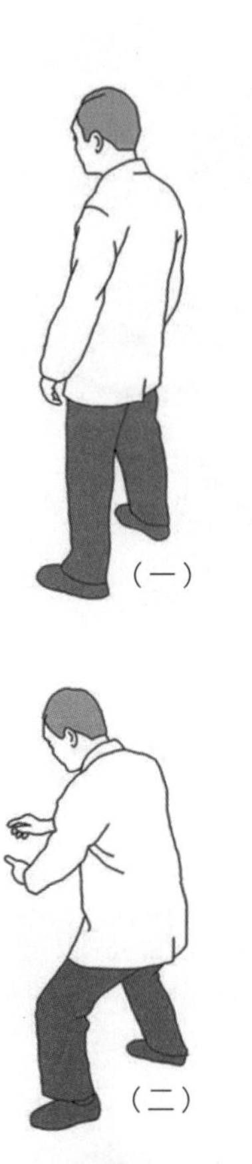
（一）

（二）

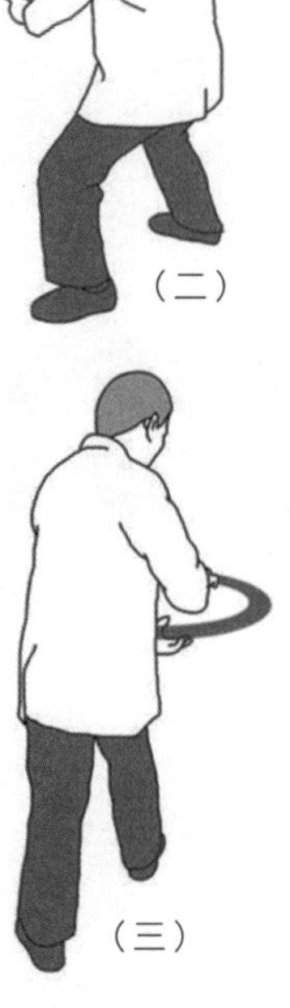
（三）

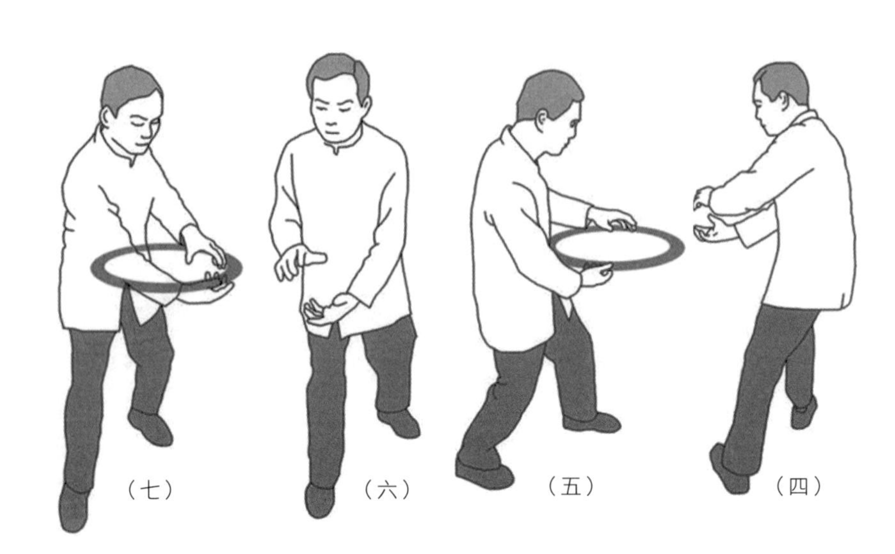

手在上、右手在下，兩掌如摟球由左髖往前帶動腰轉，雙手掌亦跟著轉

隨著圓的推托而翻轉三次後，身體轉向南方

身體朝南方，保持與肩同寬，換右腳在前，左腳在後，右手掌在上、左手掌在下，兩掌像摟球由右髖往前帶動腰轉，雙手掌亦跟著轉，隨著圓的推托而翻轉三次後，身體再轉向西方。

身體朝西方，保持與肩同寬，換左腳在前，右腳在後，左手掌在上、右手掌在下，兩掌像摟球由左髖往前帶動腰轉，雙手掌亦跟著轉，隨著圓的推托而翻轉三次後，身體轉向北方。

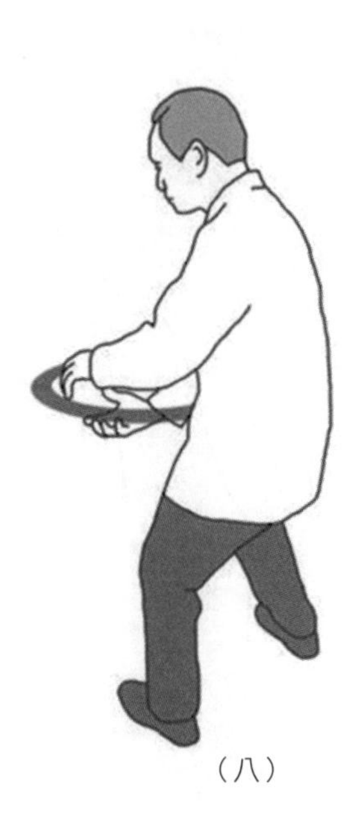
（八）

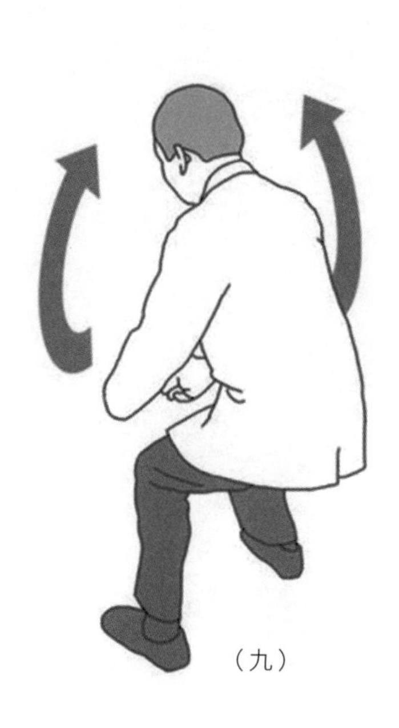
（九）

身體朝北方，保持與肩同寬，換右腳在前，左腳在後，右手掌在上、左手掌在下，兩掌像摟球由右髖往前帶動腰轉，雙手掌亦跟著轉，隨著圓的推托而翻轉三次後，身體轉向中央。

看似複雜，其實只是左右手和腳對調而已。

各個方位完成後為一輪，共四輪。第一輪三次，第二輪五次，第三輪七次，第四輪九次，到第九次結束後收功。

第十四個動作如果做得熟練，綿綿不斷，氣感很強，意識很深，就很容易帶氣轉全身，就是「百日築基」。接下去的功法需要老師帶，長功快，很容易

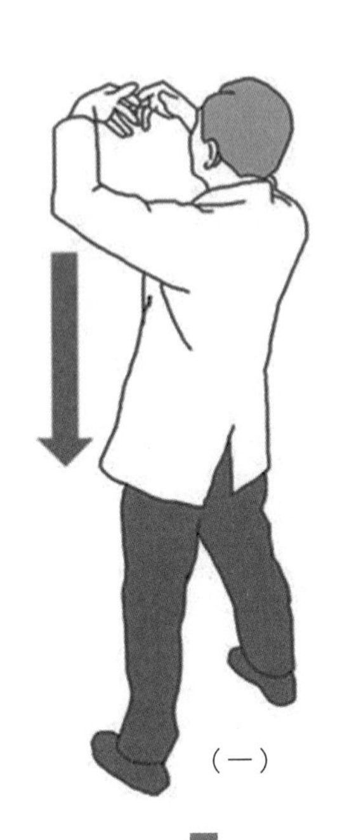
（一）

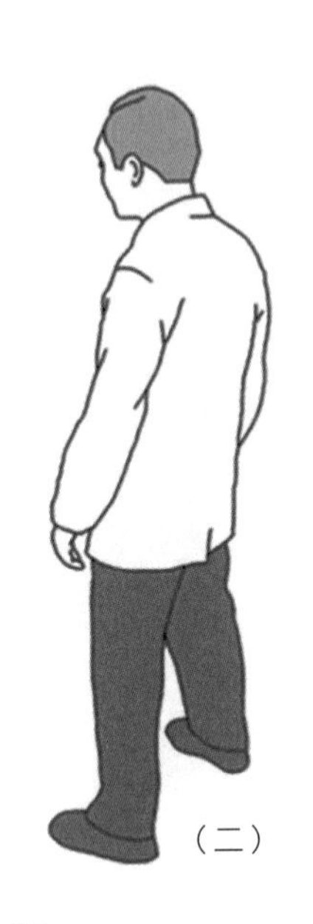
（二）

練出功能，隨其意願練多深的功法，但必須老師個別教，分出各種不同天賦各自發展。

■ 收功動作

吸氣將雙手提起，氣隨著雙手慢慢放下的同時也慢慢地從鼻子呼出，最後用意念將氣儲存在腹部（丹田），雙手回到身體的兩側。舌抵上顎攪動七次，吞下口水，然後反方向再攪動七次，氣沉丹田完成收功動作。

■ 總結：

以上十四個動作第一、二個每天

做至少各五百到一千次，作一星期。第三個動作每天十八到三十六次，做一星期，依此類推。這十四個動作一定要好好練、每天練，按規定的次數一星期後才換下一個動作，不要急。當完成十四個動作之後氣就儲存在身體內部，要用意念將它帶動，帶動的部分站著或坐著都可以，利用各種可能的時間練，不但使功力增強，也使內心平靜，能做到時時練、處處練，讓整個身體輕安自在，對任何事都很有自信，性格漸漸向好的方面改善，而覺得自己很幸福。

若依上教導練完十四個動作後，已有相當好的氣功基礎「百日築基」，若要深入還要許多呼吸要領和訣竅，包括練習「體呼吸」，再深入調練深層意識，而可發揮無限作用。因此在後面章節裡，將探討如何透過氣功與大自然相呼應，從大自然中吸取日月精氣。特別是人體的功能與地球的基本系統構造有相類似的地方，不僅是物質的存在，而且還有生命與靈性，一樣有生滅變化的過程，如所謂的「大滅絕」就是重新塑造的演化運作。換言之，既然氣的修煉取之於山河大地，對於它的理解就有其必要，以擴大整個練氣的深度和廣度，並響應大家一起愛護地球、保護地球的宗旨。

第五章 氣功與大自然保護的關係

■ 進入大自然的懷抱

有許多人喜愛大自然，接觸大自然，但只在有限的時日與大自然對話，傾吐內心的鬱悶與壓抑，而後陶醉在大自然的懷抱。這雖然能暫時紓解心情繁雜的情緒，但無法徹底的解決。

許多人每天都作大自然的友伴，在工作之餘，就去看看花草、樹木，澆水、施肥、觸摸修整、栽種，依個人預設的情況而有各種作法，從這些活動中，很自然的表露出喜愛又關愛的舉動，是接觸大自然的最初步階段。當興趣較濃厚時，就會想要開展進程，由小而慢慢擴大，那才是漸漸進入大自然的懷抱。

也有很多人喜愛大自然，也很關心大自然，但缺乏保護大自然的觀念。的確，要了解大自然必須親身去體驗、細心的觀察，還要練氣，用心念帶氣與大自然中的一切去交換對流，自己才能感受到我們的身體也是大自然中的一份子。

所有的一切物體、物種都是大自然中的一份子，缺乏其一就會運作不順暢，體系不完整就會出現問題。

當今的大自然，就是出現這些狀況，才會形成各種天災、地變，各種不同的大小災難，這些都是人類沒有預警之處。如何從源頭杜絕災難的來臨，用有效的方法來幫助、調理，降低失衡的現象，跟大自然產生共振感應，是人類現今的課題。

■從練功探討大自然的運作

掘識氣功，除了是從勤練中得功用，從經驗中得智慧，還能從練功過程中探討大自然的運作。從各種植物、動物，到生物的生生不息繁殖過程中，了解人生的道理。因在練功過程中，不同的練習法就出現不同現象與感覺，只要能用心深入各個細節，必能了解大自然以何因緣、動力而運作，又怎麼互相產生作用，了解一切都是造物主的精心傑作，我們只有誠心地接受。

我教的氣功，不像其它只引外氣來發氣治病，而是要融入大氣，與大自然之氣融為一體，這才是最大的力量，所以練這套氣功能幫助、保護大自然，就不是瞎說。我們人類要知道憑己力去硬拚是非常微小的，如能結合大自然之氣來推動運用，療傷受創的大自然那才是根本之道。因特殊的因緣而發行這本書，對現今毀壞的地球來說是非常殊勝的；如果我們練功的同時，經常能想到大自然，功法才能帶入佳境，無形中也進入更高層的心靈境界。

■ 地球是一生命的有機體

我們常常看到樹根，依情況的需要而極力伸展來保護土壤。看著樹根緊抓著土壤，如我們的手緊緊地握住東西一樣，可見樹木也盡力的在發揮使命，盡責的保護土壤。有的樹根擴展成特殊的形狀，如果現在水分多，它就盡力吸收，擴大根部來積水；當水分夠，葉子就大，根部缺水時，就會自葉子酌量的回到根部。

葉子具有吸收水分、二氧化碳和蒸發水分及氧氣的功能。若葉子縮小，就是

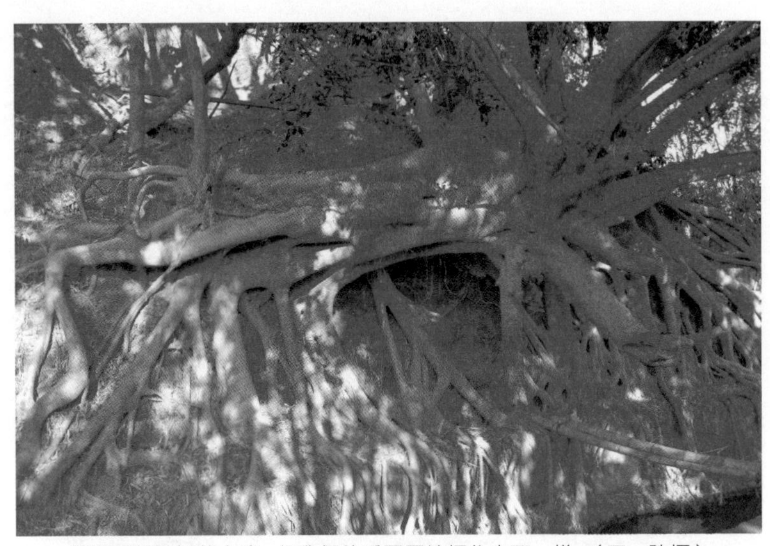

看著樹根緊抓著土壤，如我們的手緊緊地捏住東西一樣。（王一陸攝）

在調整水分，減少散發功能，使整棵樹能維續生命。當我們用手觸摸根部，夠敏銳的人會有節奏的震動感，這是樹根在行呼吸及代謝作用，且植物也有神經系統，中樞神經是在根部到樹頭。

樹頭神經在發號施令及司各種傳導作用，例如要將一棵小樹拔起，就必須費好多力氣，因為在拉拔的同時，那些樹頭神經就在發揮使勁。將天上的氣與地中的氣集中，加上本身的氣同聚力道，盡量要保住生機，因此它的根都抓得很牢固。

又司光合作用，採天氣、導地氣，將所吸收的元素加上本身的特質，聚合成各種不同的汁液，經樹頭神經的傳導到地底下發揮更廣泛的功能，是地球與天體傳導

某些植物的莖或幹儲藏也具療愈性的物質

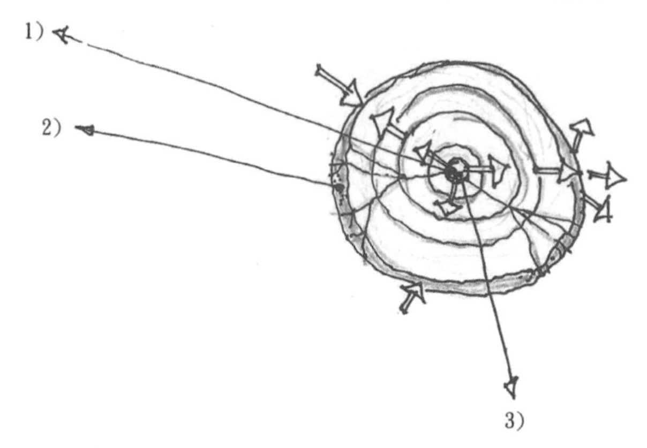

（1）這些物質從樹幹的核心透過脈輪及氣孔，被運送到樹皮去並儲存。
（2）在樹皮有氣孔可與空氣中的分子產生合併。
另外在樹皮還有微小的脈輪可讓分子合併然後運送到整個樹幹。
（3）在樹幹的軸心有分子與來自根部的分子產生合併。在軸心濕氣較多，可以協助空氣與大地的分子做轉化。樹上的每一個細胞都會產生同樣的分子合併，這樣的合併在細胞或在樹幹粗細都是類似的。

互補互調的媒介。

有一次下午去住家頂樓看自己種的絲瓜，將一大塊約一公分厚的弧形西瓜皮丟在絲瓜根部，四個小時後再上去看，西瓜皮已被絲瓜的根吸乾了水分，只剩一層很薄的綠色表皮緊貼在根部。自忖著，若經太陽曬，三天還不可能那麼乾，一大桶的土壤，曬一個月也還無法曬乾，但種了樹或任何植物，只要是根部較壯的，一天就可將土壤吸收得非常乾燥。自此後就認真探討植物的生長狀況，以及跟地球土壤的作用，發現許多暗藏的功能。當在探討地球的結構與功能時，發現樹木是淨化空氣，以及地下淨水的最大功臣，也是調解空氣中的溫度功能者。

可知，地球中任一種存在物都有平衡作用，一部份是透過氣來平衡。如我們對植物的採氣，進一步比較各種植物的氣，其中竹子的氣很紮實，海芋和紫花葉的氣都不錯，虎尾蘭可清理岔氣，並改善濁血。各種植物的氣都不一樣，即便同一種植物，如葡萄葉和葡萄的氣，也有所不同，包括種植的方式，氣也有所差異，如榕樹種在盆栽，根部的氣也很強。所以花園庭院要多種植物，各式各樣不同的植物，以互補讓氣能達到全面，才能發揮平衡作用。

除了植物外，其餘如礦產也帶有氣，且種類甚多，卻沒被發現利用。如地球上還有天然氣，在很多地方都蘊藏著，也有多種礦物質在濾水、淨水。包括岩漿的洶湧澎湃著，如心臟的壓縮，促使血管流動，但岩漿的氣勢比心臟強大太多了。油田或礦產如膀胱或大腸，儲存液態或固態。雖然內臟的形狀不同，卻有同樣的功能。換言之，地球也有如人體經絡脈動的系統，故人體與大自然是相應的。人類只覺察到自己本身的生理狀態，曾幾何時會去想到地球也有結構功能及循環系統，否則要如何孕育萬物？故說地球是萬物之母，本書討論大自然的運作，地球

整個地球從核心的能量，形成網路系統

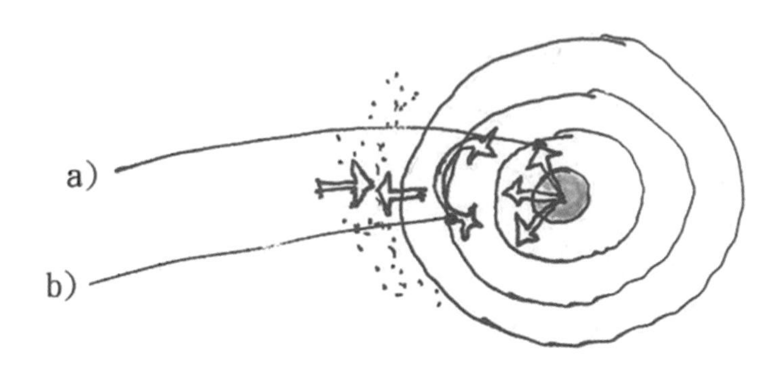

（a） 從地球核心出來的能量，因要擴散到地面來，所以是橫散出來的。
（b）大氣層、太陽及其他星球等外來的能量，需要壓縮注入地球核心，故從外而內的能量是壓縮的。
從太空／大氣層來一股能量跟空氣分子、水分子和地球混合。在這混合中可以感受到電場，每個分子的核心都有電場。亦即大氣層的能量和地球核心的能量混合成電場之後，形成網路系統，促進上、下的對調循環功能。

的結構與系統功能，就是希望大家能了解地球與人體有相似的功能，也需要呼吸，也有新陳代謝、交互循環等功能。所以人們要一直為這個地球製造好磁場、清新的氣。不要再製造髒亂，任意破壞，要多做環保來保護之，這是我們人類應該有的自覺。

我們不能感受到地球是一個有生命的存在，是因為我們的心不夠安靜。如我們若在大樹下靜坐，夠沈靜的話，即可聽到大樹呼吸的聲音。我曾在大王母樹下採氣，就感受到大樹的呼吸聲，在採氣的同時我氣貫全身，致使身體搖曳擺動，所以我有時會邀學生集體在大樹下採氣。而不僅樹會呼吸，連石頭也會呼吸，大石頭和大樹的呼吸聲就比較大，但只有用心者才可聽到，所以我們必須習練後，用意識力傳導對大自然的認識。

■ 如果沒有人類，地球將會如何？

工業革命至科技發達，只不過一百多年的時間，由發達而造成各種摧毀性的破壞。在地球內部也有系統功能在運作著，且時常和外星球呼應著，有來自外星球的氣和地球溝通交流著。最後一次當地球受毀壞到危險期，從太陽系發出某星球橫掃地球，促使大風浪的衝擊，至地球南北極異位、滾動成大翻轉，來改變地球的型態，當時所有動物及人類大滅絕。

然後造物者調整設限型態，如陸地為四分之一，海洋為四分之三，限制了人類的開墾濫伐。現在建築物鋪水泥、柏油道路已威脅到地球的呼吸，最好的補救方法是多種草木，擴大綠地，讓草木的氣息上通至大氣層，下至地球深處，可增強地球的運作功能。

每一物種、遍地所存在的任何東西都是大自然的一份子，每一樣物種都是生剋制衡的連帶關係而存在，缺少一樣物種，對制衡的效果就稍有偏差。物種消失的越多，失衡的偏差就越大。全球的氣候極端、溫室效應的偏高，氣候趨於兩極化，偏冷、偏熱都太過，就是失去平衡的現象。因地面與大氣層不斷的在對流著，對流後會形成全面性的流動，所以這些現象，不僅發生在高度開發國家而已，尚未開發國家也同樣遭受影響。

天氣預報中常顯示出哪個地區有高氣壓即將形成，怎麼樣的風勢，因應高低氣壓的變化，而形成高、低、強、弱不等的風勢，這些變化，大部分都跟人類的思維、情緒、脈動有關。大自然的一切變化都因人類的思維活動而產生變化。

所有物種都是大自然所需要的，各自發揮功能，使大自然系統功能平均的發展。它們只聽從使命，善盡職責，不會對大自然造成不利的影響。

而人類就有兩方面的影響作用，剛開始只要求演化進步。由於人類的頭腦、四肢都不同於其他任何動物。有人猜測人類是由猴子、猩猩演化而來，因牠們的手、腳與人類較相似，牠們也可以練習用兩腳走路。但人類不是由牠們演化而來的。大自然的造物者是應需要而氣化，形成一種完整的所需。有別於在人間研究設計一種東西，不適合再逐漸改進，直到成為一種方便、堅固耐用的產品。如果大自然也像人間，用同樣的方式造化各種物種，那整個宇宙萬物所形成的精細而完整的系統，不就經常出差錯嗎？

在農業時代，風調雨順，節氣分明又準確。以前可用八卦、易經來訂下節氣，何時播種、耕作或採收，都是很準確的。現在科技發達，用衛星儀器在高空偵測預報，卻無法得到高準確度，問題在哪裡？不是儀器不精準，是人類的造作亂了整個系統。

例如在亞洲的電視台播報在美洲採訪消息，在對話中，或許要幾秒鐘才能接收到對方講的話，但在這短短的時間，可能就有了變化，更何況在高空通訊易受干擾而有差異。這些差異都來自人類的思維活動起變化，亦即舉手投足都會影響大自然。

人類對大自然的影響會那麼大，就像在一個平靜的大水池，丟進一顆小石頭，就會有小水波向周圍擴散，越遠越細，直到岸邊，這是有形的例子。如果很多人不斷的丟石頭到水池裡，那池面的水波就永無止境。人們的思維動作也形成波，擴散到整個宇宙空間。這些波形帶有訊息的效應，及人們的喜、怒、哀、樂感應，

地球輻射與宇宙輻射互相對調

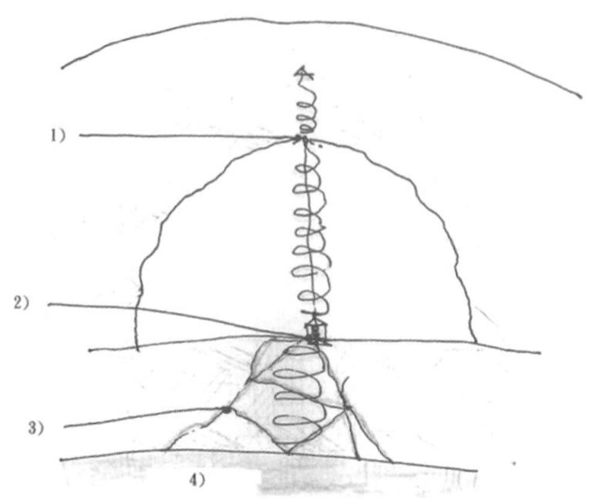

1）這個洞穴像螺旋狀的能量從地球內部發射出來。 有個金屬類的物體，會接收能量波並將它傳送到地表來。
2）在洞穴的基底有水晶或石英，在裡面有螺旋狀的金屬，會發射地球核心的輻射到外面。
3）地球核心的表層有裂縫，供發射輻射到外面。
4）地球核心。
宇宙的輻射也進入地球核心。
地球輻射從核心向外發射，和宇宙輻射互相感應調和。

以及我們的一舉一動，所做所為都會如鏡映現在宇宙中，然後反射回地球，最後承受災難回報的還是人類自己。

由此可知，人類對地球的作用是毀壞多於施利，若說有正向作用，是促使地球得以進化。若地球沒有人類，在宇宙間可能爆掉很多星球，宇宙間將失去運轉的功能。因為太平淡無奇，沒有變化，各星球也無法和地球維持平衡，而減少互相往來的互補作用，等於是宇宙在沉睡著。

若像以前的農業社會，日出而作，日沒而息，非常單純，減少競爭也就減少糾紛。然而，當工業逐漸發達時，就出現競爭的現象，競爭越厲害，就要想辦法刺激腦力去開發新產品。不僅要應消費者所需，還要方便消費者，甚至激發消費者的購買慾，也就是由工業的競爭轉變成商業的促銷手段。促銷手段一上場，緊張、壓抑就跟著來，人與人之間少了信任感，愈來愈自私，不為公眾著想，社會混亂，形成不好的磁場，造成地磁與人磁的失調現象，導致災禍不斷，這是來自人心的問題。

人類將天災歸於是地球反撲的現象，但應該說是反彈；反彈是投出去的力量反彈回來，反撲則是受到打擊後，惱怒、生氣而反擊回來。乃因濁氣或邪氣，衝到正氣的反彈，如俗語說的「邪不勝正」的道理。

不過，地球是萬物之母，它只有愛護、孕育，絕不會去傷害孩子們，因此經過五次的毀壞，長時間的療傷後，再度無怨無悔地孕育萬物，這是地球的仁慈，不惜自己受毀傷，依然要當萬物的母親，照顧萬物。

■為何陸地只占四分之一，海洋卻占四分之三的面積

人類居住在地球上，感覺較容易接觸到、看得出連帶關係的、較容易受影響的莫過於花草、樹木、蔬菜、水果、五穀雜糧和較常接觸的動物，簡單的說就是陸地和海洋裡的一切生態，是人類常講的大自然生態，或說地球的自然生態。

這些生態的源頭在哪裡？如何成帶頭作用？當地球形成之初，表面積滿了水，像個水球。逐漸冷卻後，先有了各種植物的形成與成長，起初是適應砂、石的植物，經根部的分泌汁液，分解砂、石，變為土壤，滲入土壤吸收分解，分化成各種元素、礦物質，滲入更深層的岩漿表層，受高熱的溶化分解，成為石油、瓦斯、煤炭等儲備礦產。而枝葉受光合作用則更茂盛，發揮更多功能。如吸收二氧化碳，吐出氧氣，調換空氣的自然功能。在枝葉也產生電磁在空氣中，感應到大氣層，同時也為大氣層的能量補充。

海洋植物雖生長在海裡，它的運作功能不像地面植物的直接，必須要輾轉變換，才能達到如地面植物的功能。因海洋廣闊又在深水裡，較不易為人類因濫墾而破壞，正可補助地面不足的運作功能。而海洋、陸地不成對比，這是一個值得

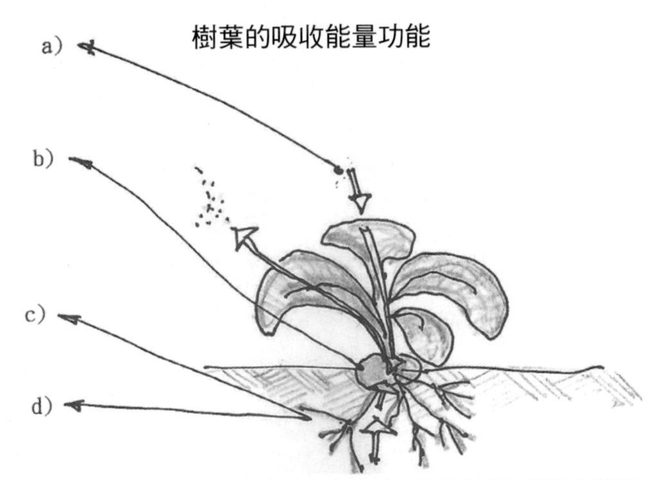

（a）太陽的能量，宇宙的能量與空氣中的不同的氣都被葉子的膜與葉脈所吸收。
b）有一個能量的中心，在那裏有能量來自葉子，莖與根的能量聚集在一起，產生交流之後轉移到根部去。
c）那些能量與分子同時會吸引更多來自大地的能量與分子 （如同在葉子所發生的一樣）。
d）根部會吸取分子與能量，並且在能量中心（根與莖之間），那些能量會合併起來並且再移送到葉子，散發到空氣中。這樣的能量在葉子終能幫助植物取得空氣中的分子。

注意、探討的問題。或許有人會想為何不全部是陸地，就不用愁人口多、沒地方種植了。如果地球全部是陸地，就只是個硬體，沒有運作功能了。

因此造物者已做好周詳的安排，四分之一的陸地供人類使用，再怎麼開墾、濫用，都不至於讓地球完全止息，因地球也要呼吸。如人體的皮膚灼傷面積太大，例如三分之二以上，可能就無法生存，因皮膚不僅是呼吸系統之一，也是重要的對外防衛系統。皮膚灼傷破壞了毛細孔，不僅無法呼吸，津液代謝功能喪失，甚至衛氣無法運行體表，失去防衛作用，等於全身喪失功能而壞死。地球如人體的功能，因此只留四分之一的陸地，若達到最大的破壞，達到警戒線，後果就不堪設想。

海洋的一切生態，猶如陸地自然生態的附屬品，萬一陸地自然生態受到毀壞，將以海洋生態來取代。在陸地上的許多動物、植物，在海洋大部分都有，只是其形狀因地域環境而不同，但它的功能卻非常相似，有協調、代替和相互輔助的作用。

在海裡的動物、植物是有異於陸地的，它們長年生長在水域底下，光線、空氣都不如地面的充足。但雖然生長的環境較困難，仍有克服困難的方法。如生長在海底的海帶、海藻、珊瑚類等的海洋植物，其功能在於過濾渣滓，促使淨化水質。凡是流自路地的廢水、髒物會沉積在海底。或魚類、水棲動物的排泄，都會汙染海水，這一切都由海藻類做過濾、清理工作，且過濾、淨化的比路地的樹林、草木來得有效。讓水生動物能活得清淨，海水能保持湛藍、清澈，而且更堅韌、強壯美麗，讓人看了海洋的生態都嘖嘖稱奇，嘆為觀止。

海藻、珊瑚類還有固定海底砂石被水流沖散，讓海水不致混濁的功效。海底水流及水生類的躍動，都靠海藻類的根在固定與沉靜。而魚、海產動物是在波動髒水，好讓海底生、植物能夠吸收淨化。那些不同種類的水生動物的作用是促進因獵食而追逐，強迫其游動，為的是撥動海底的髒物浮動，令海底植物清理淨化。種類越多，撥動海水越頻繁，是海底水生、動、植物的脈動現象。甚至甲殼類、貝殼類，如烏龜、螃蟹、海螺、田螺，無論是水裡或陸地，都是同樣的功能。所以海底植物、動物，雖然生長的環境較困難，但仍然活得很自在。猶如人們生長在繁華的都市，突然進入深山林中，就覺得處處都很困難，很難生存下去。相反的生長在艱困的環境中，就得時時挑戰困難，而養成更具韌性、更堅強，更有克服難關的意志力。

它們不僅在艱難的環境中生長，還要負起如地面的一切生物的功能作用。例如地面所有的植物都直接與大氣層感應電磁，海底生物則須經水域電磁感應，然後再與大氣層相應。一切都是為了地球內部的系統運作功能，而形成補助的功能作用。

但人類的破壞力實在太強了，不只地球受毀傷，也讓海洋失去了它原來的湛藍、清澈與本具有的功效。例如為了方便，使用大量塑膠袋後亂丟棄，看似小小的舉手投足，不足以大驚小怪，卻帶給陸地、海洋很大的汙染。又如為了研發更精緻又方便的產品，在生產過程中，添加了許多不同的原料，導致起了化學變化。有些是較隱性的化學成分，有些則產生較明顯的化學變化，如電鍍，或生產電池，及一些化學工廠如農藥、製造其他藥品，有些要抽取或分離毒性，這些都在空氣或廢水中排除。尤其噴灑農藥或流行桿菌的全面消毒，都會在空氣中、水中汙染。甚至裝過藥品的塑膠瓶罐，只要存留一點滴在瓶子裡，在水中又混合其他殘留的物品，而產生各種不同的化學變化。越多種的混合，就越改變性質。在混雜中，對空氣、水質都造成很大的汙染。而海洋的一切生態功能則因水質而大受影響。猶如人們的身體受種種因素影響導致功能失調而生病，嚴重則死亡。人類或動物、植物以及一切相關系列的各種生物，都包含在自然生態中，若有缺一，則運作失去平衡，缺的越多，失衡越大，如空氣與海洋的污染都是自然生態失衡的原因。

海藻類、珊瑚，水生動物等的大量死亡，也導致海洋生態的喪失平衡。海藻、珊瑚的根，沒有如陸地樹木、花草的根那麼大而堅韌，卻也如陸地的草木般，能有對地球內部的滲透對調功能，來平衡海洋的能量與溫度。當海洋生態有了病態或大量死亡，相對的其對調功能隨之減少或喪失。

人類在不自覺中破壞了自然環境，汙染了海洋。一般人都自私地以自己個體來估算，例如當在公路開車受阻塞，會說怎麼那麼多車？如果每個人都能想到是因為多了我這部車，才會這麼壅擠，反省自己所做的而能改進，地球就不會被破壞的這麼嚴重。又如人類將家裡的垃圾清除乾淨，丟到外面就沒有考慮雨水會將垃圾

地球內部水流循環系統

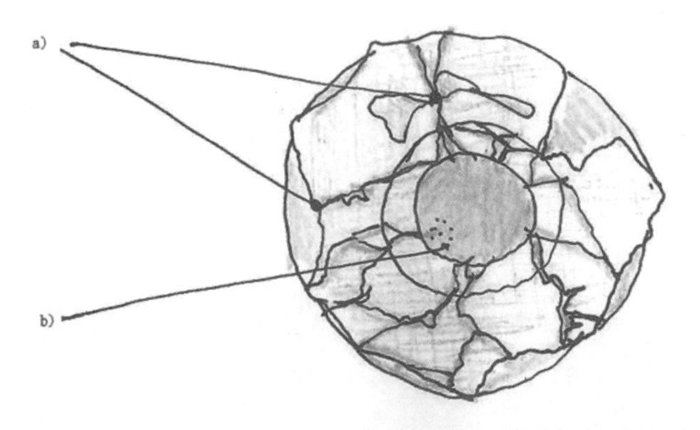

a）在海裡有漩渦之處，就是有孔道流進岩漿表層，變熱之後，部分流回地球的表面，即是溫泉。也有部分流到地下蓄水處冷卻，讓地層保持溫度。
b）流到岩漿表層的部分，水氣會透過小孔和裂痕，滲入到灼熱的岩漿核心。在此水氣的分子和岩漿的分子結合。同時高壓的水蒸氣推動岩漿表層的岩石，互相摩擦產生高熱，而融化成岩漿。
整個岩漿的表層有岩漿通道。有些通道是閉合迴路，從岩漿流向表層再回到核心；過量時則流到地球的表面，產生火山爆發。當火山爆發時，會跟大氣層產生”氣”的聯結作用。

沖到河流，流入海裡，都認為海洋廣闊，這一點點垃圾不會影響海洋。積年累月，塑膠袋或瓶罐及各種垃圾在不知不覺中充斥了海洋。嚴重汙染海洋的物種及損傷地球。這是因人類的自私而造成對大自然的傷害。

人類如何形成演化？

當大自然中花、草、樹木、蔬果及一些生物、動物都具備，形成一定的規律後，人類才開始誕生，以中國傳統氣化宇宙論來看，起初是應需要聚氣而生，即由金木水火土五行元素，配合陰陽氣聚而生。

任何事、物都有始末，當我們看到一件物品，會追究這東西是怎麼來的？這就是源頭。看到源頭就會尋找它的過程。「氣」是萬物之源，因此「氣」生出了萬物，才開始運作起變化，慢慢組合形成大自然的生態，漸漸地應時序所需，則應化而生。例如一些植物、動物，如何出現新的種類？或有一些動物、植物無法適應氣候的變遷而消失，而後又出現了類似功能、外型有異的新種類；這就是大自然的生態，就中國哲學的氣化思想，萬物皆以「氣」應運而生。

■沒有動物、植物，人類能夠生存嗎？

若沒有動物、植物，人類能夠生存嗎？各類植物、生物、動物在地球中環環相扣，缺一不可，是促使地球生生不息的因素。植物在先，其它生物在後相繼而來，譜成相生相剋的平衡作用。直到地球生息有律，在有秩序的運作狀態下，人類才逐漸演化成形。

草、樹木、植物較容易繁殖生長，再來就是細菌、昆蟲、魚類、鳥類動物，最後才是人類。所有的物種中，只有人類需要較長時間來哺乳，約要兩年的時間才能自己飲食，但尚未能脫離母親的照顧；而其他動物都在短時間內就能獨立覓食。

人體結構和其他動物有一定區別。如人體的骨骼關節與動物的不同，人類是站著行走，不是四肢爬行；且人的雙手手指，要拿、捏、曲、伸都可，應需要可隨時變換，靈活扭轉，取、撥、削、折都運用自如。例如古時建造房屋，雖沒有機器代工，但許多東西的製作，仍屬人類製作的最為精巧。人類的腿也不同於任何動物，兩腳站立能平衡，走路能平穩，或搬或挑，動作任意可做，跑步也能因需要而緊急而發揮，這些都得靠我們腦部各神經的指揮運作。因此，必須經嬰兒的哺乳期、幼、小孩的學習期、少年的訓練期到成年，才得以茁壯成熟，這得經過將近二十年的培育教養才能達到。

在原始時代，人類還在野生、獵食、住山洞時期，尚不覺得人類對地球有何作用。但漸漸的人類會用腦筋，應用四肢做一點事，打獵時會開始使用不同的工具來制服動物，才察覺到人類有不同於動物的本能，而慢慢在心智上進步發達，想辦法脫離野生的方式，改良做事的方法，使得民智漸開，在生活方式改善後，又慢慢設立學校，透過教育漸漸走向文明，此時工商普及而繁榮，再逐漸進入科技時代。但到了科技時代，又開始由進步走向破壞，造成今日的空氣汙染、溫室效應、極端氣候等，可說地震、水災、風災、雷電等災難頻傳，一部份都和人類過度妄為有關。

■ 樹木是通天導地的仲介

一般人對植物的認知是可以美化環境，養活所有動物，空氣吸收過濾，調換氧氣，司光合作用，水土保持等作用。

樹木是通天導地的仲介

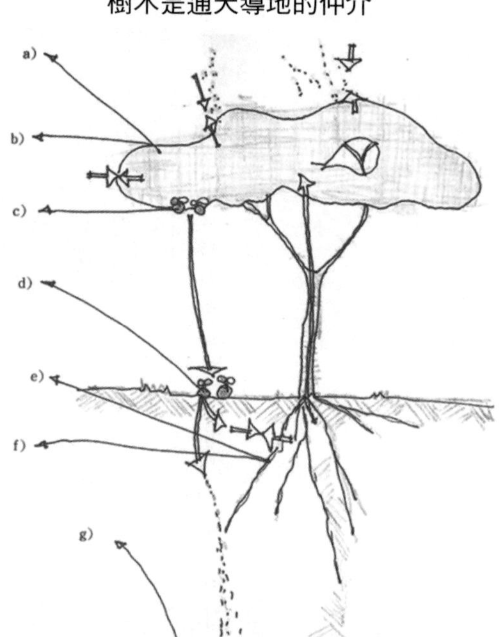

（a）樹木的呼吸是能量的交換，透過每一片樹葉提供氧氣到周圍的環境。

（b） 樹木所製造出來的氧氣透過樹液分布到樹的每一個部位。

（c） 果實是氧氣與其他礦物質維生素的累積。

（d） 當果實脫離樹枝之後所有的分子都再次被大地吸收，好像另一顆樹與大地之間的循環又開始了。（受基因改造的植物，就無法產生大自然的規律循環）。

（e）大地吸收樹的養份是透過大地裡的細孔吸收的，這些細孔是由草根、植物根、昆蟲 （如螞蟻）或蚯蚓形成的。

（f） 大地透過植物的根去吸取氧氣元素，使大地更有生氣。

（g）空氣元素與大地元素的交流是為了地球中心的再生。那交流的過程，都是經由樹木及各種植物滲入地層，進入岩漿表層經高熱融化分解，而分別產生各種礦產。

當地球形成之初，是個熱球體，大自然賜予大量的水，其表面如水球，漸冷卻後成岩石或砂石。當溫度降到適合植物的生長時，在空氣中掉落各種不同的菌種，在岩石、砂石裡，自動尋找較方便生長之處開始發芽生根，藉著空氣中的各種元素，滋養促使成長。在植物的生長過程中，地球和生物盡力調理配合，創造逐漸適應的生長環境，而形成了春、夏、秋、冬四個不同的氣候，促成生長、茂盛、枯萎的不同階段。枝葉受太陽的光合作用，和各種元素的聚合、調理、化合，讓落葉能腐蝕砂石，逐漸形成肥沃、滋養的土壤，促使植物茂盛，且具易於生長與繁殖的功能，慢慢演變形成地球的系統功能。所以在最基本的系統功能作用上，所有植物是讓地球表面，由岩石及砂石變成肥沃土壤的大功臣。

■ 植物是一切礦產的源頭

草木逐漸繁殖，樹林漸漸茂盛、長大，枝葉伸展，根部擴張，除了調換清新、汙濁的空氣外，枝葉吸收各種元素，經樹幹通往根部，幾經轉化過程和應環境的需要，分泌出不同特性的汁液，讓土壤改變成有機肥土。然後逐漸往下滲透，有如代謝物的釋放，經各地層的混合轉化，往更深層深入到岩漿的表層，經高熱的沸騰，而成為石油。枝葉與根部互相對應，相輔相成，枝葉吸收空氣中的水分及光合作用，產生電磁效應，上達大氣層，下通地底石油層。受大氣層與植物的交流感應變化作用，會產生一般性的雷電及風動，自樹頂部到根部，有較敏感的神經來感應地底和空氣中的乾、濕、燥、熱而發出不同的變化作用。

植物是源頭，輾轉分化成石油，漸滿漸往地的表層推移，呈較液體部分，是石油參雜了百分之十五的水分，越往上推移水分較少，成頁岩油。更乾而堅硬則是煤炭。在液體時經岩漿的高溫沸騰而成氣體，積聚另一處，即為瓦斯。

枝葉由吸收二氧化碳轉化過濾成氧氣。在這過程中也釋放一些氣體往上飄，形成大氣層的多層保護，減少太陽直接照射的傷害。科學家近幾年一直呼籲臭氧層已破了大洞，對人類造成危害，要設法降低溫室效應及減碳，才不會導致臭氣層破洞越來越大，除此之外，大量種植樹木，才是補救破洞的最佳辦法。

許多國家為了經濟效益，砍掉大片森林改為牧場，森林變成草原雖同樣是綠地，但對氣候帶來較不利的影響。森林大樹和草原在與大氣層的分子、粒子、電磁性等的對流對調，相差太懸殊了，以不成比率地對調而失去平衡。原本的大森林就是天氣、地氣對調的聚點，現在改變成牧場，小草的根既小又淺，吸力就不如大樹根的強度，無法將地心內所要對調的天氣、地氣吸上，無法平均的對調，對氣候造成極大的影響。

■ 如何種樹？才可讓樹木發揮它最大的功能？

因地形、氣候、地質影響，而有不同的種植條件。農作物方面，最好不要太大面積種植同種的物種。因種植單類農作物，沒有其他植物的元素調和。所以不僅要混合種農作物，最好在某些面積範圍種一些深根及擴根的樹林，對空氣的對調，地質和土壤的保濕，將有很大的功效。

都市、城鎮的高樓大廈及社區的平房住宅，更需種植深根及闊根樹木。可在路旁兩邊種樹，樹頭低於地面五十到八十公分，並在旁設有排水系統，讓樹木充分的吸收、儲存水分，則可平衡空氣的乾、濕情況。在空氣中保持一定的濕氣，自然風吹，將會適時與地下的溼度產生相互對調作用。其次是城市街道兩旁的排水，每一公尺至二公尺間要留一個滲水孔，讓水能滲入土地，可讓行樹盡量吸收水分，也分散積水，才不會匯聚淹水，讓水能分布各地域，如此才能風調雨順，各地的濕度較能平均。再者，在公共設施、廣場或廠房旁邊也多種植物及多留滲水孔。這個方法是使植物可從樹葉淨化空氣、調節濕度，根部能過濾廢水雜質，唯有這樣，才能做部分復原之道。

在房屋周圍多留滲水孔，可滲入雨水、廢水，以及多種草木，可幫助地面水利的調解，一旦循環系統獲得平衡運作，大部分的問題即可迎刃而解。現在有些具環保觀念的團體或民宅，已設置積聚雨水設備來貯存雨水，這構想很好，但畢竟是有限的，因為貯存的雨水只限定在裝置的設備內。

若用地下蓄水池蓄水，只侷限那些水的小循環。若是讓每個地方的雨水盡可能的滲入土地，就是盡量多留一些能呼吸透氣的地表。在不得已要鋪水泥的地方，能留一些滲水孔加透氣蓋，讓水與空氣能夠滲透對流，才能造成天上的氣與地裡的氣大循環。不要小看那二十公分的小孔，只要有計畫地分配、留孔，地表就有呼吸與滲水保濕的作用。可試著捏自己的鼻子，雖是很細微的吸入空氣，但因吸的時間長，反而幫助我們的肺功能。因為吸慢，氧氣就完全被利用，吸快，就吐的快，沒有經過循環又被吐出來，細胞沒有足夠的氧氣，就會神經緊張，對人體的呼吸是如此的功用。地表雖只讓它透一點氣，便能司發調解功能，與完全覆蓋大不相同。只要地裡有濕度，地層的電磁就經由植物、樹木向大氣層發射，大氣層受電磁的感應而交流。如果能讓雨水滲入地層，可讓樹木調解濕氣，及氣候的穩定，這是更深入環保的環節，對極端氣候有很大的幫助。

讓廢水滲入地層，只要我們居家環境有可能種一些大、小植物，植物和礦物質都很自動地在過濾淨化水質。太大片的水泥地，又用漂白水、清潔劑，一下子量太多，稀少的植物當然受不了，更是無法吸收過濾。因此必須做好安排，平均分配，那些植物、礦物質才能發揮功能。任何事都有限量的，超出它的範圍，就發揮不了功能而毀壞。這是對一般住家而言。若是工廠的廢水，含大量重金屬、化學藥品含多種毒素的廢水，必定在排出時就完全過濾，否則大地無法承受。

做好安排、平均分配、平衡的運作，才是對調循環的自然條件。因此必須遵循自然法則，對調環境不受阻，一切問題皆消失。

如我們的身體，若循環系統出了問題，會產生很多毛病。如氣血的循環阻滯，各臟腑會因缺乏滋養而降低功能。又如手腳氣血不暢而腫痛或痲木，嚴重則會潰爛。地球跟人體的功能型態是一樣的，我們豈能忽視？

海水上升的速度越來越快，據專家們的判斷大部分是冰川融化的結果。其實

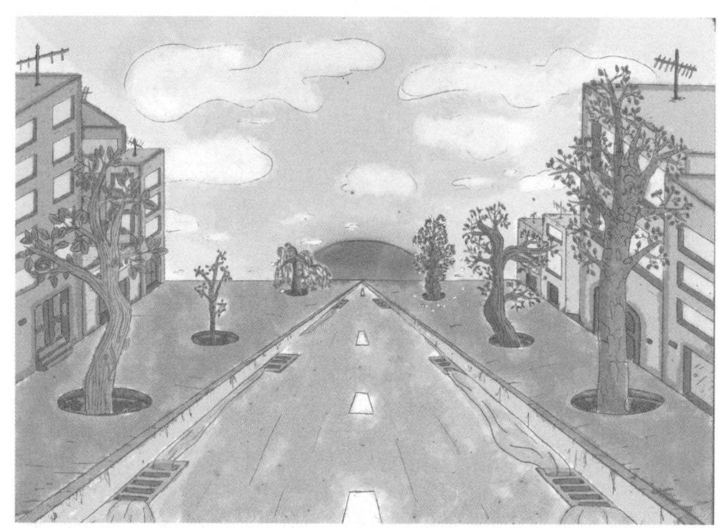

人行道兩旁的樹木最好種低於地面五十至八十公分之間，並在兩旁每隔一至二公尺設有排水系統滲入土裡，才有保濕作用。（Camila Somoza 繪）

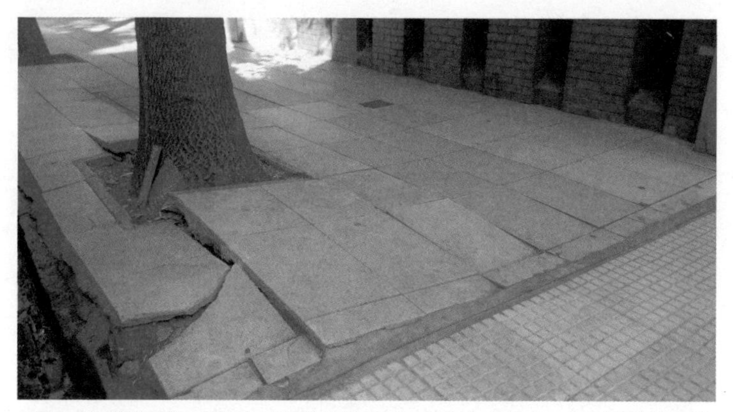

街道上的樹頭種的不夠深，地層深度不足，吸收水分較少，根則往上竄，挑起石磚，破壞街道。樹葉的分子、電磁性與溼氣因濕度不夠，在空氣中的對流比較有限。（鍾慈揚攝）

不僅是冰川融化的結果，雨水的匯聚亦不容忽視。為何近年來不是鬧乾旱就是一下雨就鬧水災？說是溫室效應，氣候失調，沒錯，是這些原因。但這些現象又從何而來？房屋建太多，又到處鋪水泥地，一下大雨，雨水、廢水都匯聚低窪處，多處地區變成沼澤及流向大海，雨水沒有平均吸收，廢水沒有平均淨化，匯聚一處，淨化不了，就成為汙染。街道及所有交通網的道路都鋪了柏油，下雨的水都無法平均滲透到地層，得不到平均滋潤，地面及空氣的乾、濕不均勻，產生颱風、龍捲風、颶風等現象，也是氣候失調、溫室效應的原由。

樹根往下種越深越穩固，不易被風吹倒。任何事都是互相對應的，天上、地下亦如此。如不宜種樹則改種矮小的草木，雖無法像種大樹具有那麼多的功效，也多少可幫助保濕及調節空氣。

針葉樹或細長葉子的樹，擋風效果較少，容易被風吹散，遮陽效果較差，對陽光熱能吸收較少，因此對空氣中的溫度影響較少。相對的，闊葉樹受光合作用較多，接收陽光的熱能也隨之增加，可是那熱能立即被樹頭和粗根的神經引導到地層裡做調解作用，不會在地面上、空氣中產生熱能效應。

除了上述的功能，闊根樹還有牢固土質，保護土壤因過度鬆弛而流失。深根樹則有防風、抗震作用，在地震時它能施以抗震平衡，降低地震動的頻率與強度，因此在地震帶要多種深根大樹，尤其是高、聳直的松樹。

必須要有計畫性的砍伐樹木，如欲砍伐樹木，在旁邊須種植一棵有五年以上的樹木代替，才不致失去平衡。總之，任何植物在地球上是居帶頭性，對地球本身或人類、動物都是首要的。願人人多保護植物、樹林，作有規劃地耕種，不僅能減少各種霾害、汙染、氣候變遷的影響，也才能風調雨順，安居樂業。

■ 第一上帝與第二上帝

人類總是想扮演上帝的角色，我稱為「第二上帝」，因為人類將上帝創造的所有原料，加以合成製成各種不同產品；大如房屋、車子，小如一切日常用品，或實用的東西，所以人類也是萬物的創造者，那不等於是第二個上帝嗎？

不過第二上帝和第一上帝的境界就差好遠，第一上帝是全能的，需要甚麼就創造甚麼，一切都安排的恰到好處。而人類造物通常出自貪求、自私，若人人要自許是上帝，就得做得高標準一點。凡事要有雅量，自我要求盡量遵循第一上帝的旨意，也就是要自我警惕，保持應有的形象與姿態，這是一種策勵的方式，也可讓自己認知我們距離上帝有多遠，要好好修持，才能作為一個有德的創造者。

地球因人類破壞而重傷哀號

但是人心往往難以調伏，如前幾年印尼、日本海中地震八、九級，又餘震不斷，也發生海嘯，死傷慘重，而且海嘯也影響附近海域和國家，依震動的方向造成不同災害。若是波面推向海面，依波遠則乏力，若向路面，就會波及廣大土地面積，造成驚人的災害。這些天災其實和人心相關。

環保的推動就是在稍失平衡時幫忙扶正平衡，如環境地質鬆動，隨時都可能造成地震。例如一個很重的東西稍微偏傾了，用很輕的力量就能幫助扶正，若已經倒下來要將它扶起，就要用完全的力量才能扶起來。我們雖力小，但盡心力，以及多勸人淨化環境，才是當今要務。

人類不能自以為是，大自然有很多未知神秘的部份，如花草樹木是如何生長繁殖？星球如何形成和消失等？據現在知識告訴我們，其他星球都還沒有準備給人類居住，它只是在星系的運作中，準備將來慢慢的改變，漸漸的開放使用。如果有其它星球適合人類居住，但人類用對待地球相同的模式來使用，那這個星球一樣很快就亂掉了，因人類的破壞力很強，人類不能總是破壞居住的星球。

事實上，環境破壞和科技發展有關，科技太發達，物質太方便，則靈性會泯沒，導致全球整個大氣喪失平衡。也就是說科技愈極端的發展，人類離真正的自然就愈來愈遠。

■ 人類的個性與思想，能造成天、地間的千變萬化

在我們這個時代，科技不斷發達，當能源枯竭，造成各種環境破壞，即是科技發展到大限的時候。宇宙中本具的大智慧，將讓地球再來一個大轉變，使這一切皆毀壞後重新塑造，重整資源，屆時草木生長，再度產生各種生物體，由小而大，逐步出現成形，這是需要經過幾百萬年才能恢復到完全的生態。

我們人類可藉由意識推動氣場，使這世界的濁氣沖散，不被惡氣擊倒，甚至造成火山爆發、地震、海嘯等各種天災。當意識修煉到深層時，範圍將逐漸擴大，

而我們現在主要的是改變氣場，善用我們的心念，來扭轉災難的降臨，即當我們充滿慈悲、愛心之後，很自然地改變或緩和災難發生的可能。

大自然隱藏著很多奧秘，需要以深厚的慈悲與愛為方法，方能進入探究，只用肉眼或科學儀器無法洞窺其中，也唯有生長在地球上的我們，才知道如何保護地球，解救地球。換言之，雖然地球因人類而遭受空前未有的破壞，但也因人類而帶來挽救的契機。地球的破壞，因人口爆增，污染物質迅速且大量排放，大大的改變自然元素的運作功能，再加上生產各種產品所出的廢氣，在空氣中不停的變化，於是怪現在的颱風來得很怪異，讓氣象專家在衛星探測下還是沒辦法十分正確的掌握，而常常出現極端變化。

或許氣象專家和物理科學家還沒有研究到更深的層面，固然一部分是自然本身受人類的間接影響，而造成各種效應。另一部分很顯然是人為的，如耕地不斷擴大，種植單類農作物，而沒有其他植物的調和，再加上地面鋪蓋柏油或水泥，水無法在地面平均吸收，水蒸氣就在固定的區域蒸發，市區的廢水又往低窪處流，長期的溫度失衡，而造成乾旱與水災的累積偏向。

此外，碳的排放、工廠的廢水與廢氣，也造成另類的毒素混合在空氣中。這

人類的個性與思想，能造成天、地間的千變萬化

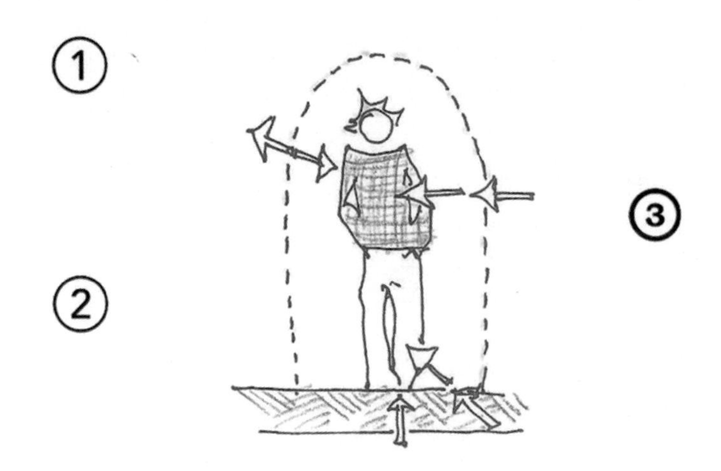

（1） 每個人都有獨特的電磁性來決定個人身體的器官的功能、個性與思想模式。
（2） 每個人的電磁性也會被他所居住的區域的電磁性所影響；當他到一個區域就會獲得那一區獨特的電磁性。
（3） 但是當個人的電磁性、思想模式有所改變時，他本身的身體狀況與性格也會有所改變。
就像磁場會成就一個人的身體及運勢，如一般所說的好風水。
在萬物之間，唯有人類的個性與思想，都會與星球、大自然相應而產生能量的循環，也就是天、地、人的相應關係，能造成天、地間的千變萬化。在前面章節裡提到，當所有萬物都形成之後，才有人類的形成。
就像在足球場裡的兩隊參加比賽的足球隊員，各自站好在自己的岡位等發號施令，聽裁判的口哨一吹，兩隊開始玩得不可開交。亦即因為有人類的活動造作，使在原來平靜、有規律的大自然萬物之中，產生許多變化。
人類是為進化大自然而形成，對大自然所影響的好、壞，就看人類的所思所為。每個人也都有獨特的電磁性，正向與偏向的能量，來決定自己身體各自器官功能的強弱，也就是依個人思維與個性、思想模式而有所不同，大自然、環境也會受影響。

些另類毒素如超出植物、樹木的過濾淨化範圍，而被排拒於空氣中。各種植物、樹木的神經積極向地中求援，吸收能量來向上推移，毒素積聚在上空，大氣層也發出一股能量排拒。受排拒於上空的毒素，積聚到量多質重又被反衝到地面來。平時看不到，也無法感覺到，來時卻如雲霧雜質佈滿空中，形成昏暗現象，即所稱的霧霾。此時人們如不帶過濾罩，吸進這些重毒素，各器官受不了，影響身體的健康甚鉅。

地球氣場正邪拔河

現在的人愛生氣，無明火亂灼燒，不但影響本身健康，也影響大自然的運作。當人們生氣發火，不只本身損傷、波及四周的人，連動、植物都會產生另一種磁波來抵抗抑制，也造成不良的溫室效應。一般人僅注意到一些比較容易測出來的氣體變化，還沒有去研究物體所產生的磁波變化。我從氣功的氣場將磁波發出在虛空中，會造成某些程度的變化，影響氣流，使空氣中的質子、粒子受影響而產生變化，能更加強深入，就能變化那些有形或無形的物質，這叫做宇宙的造化。這是由火的生滅而影響整個宇宙間的物質變化而論。火可成為光和熱及融化東

氣流的輸佈

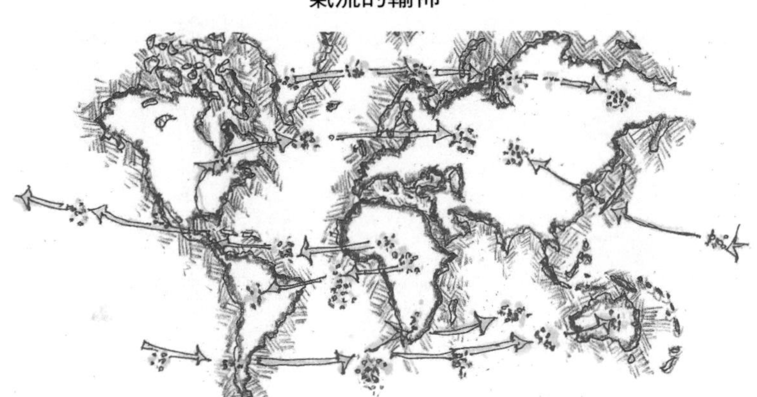

粒子、分子、電磁性等的互動，為了維持大自然的分子與電磁性的平衡而流動。

空氣中的粒子與電磁性，會為了維持整個地球的平衡，而從一個區域被輸運到另一個區域；一旦到達平衡，會輾轉再次輸運到需要平衡的區域。

也就是説，一個區域的大自然氣候變異，會被另一個區域協助，形成一個循環。或者説整個地球是一個系統，如果有一個區域失去平衡，整個地球的其他區域會來輔助該區域的平衡。所以受影響的不是只有區域性，如歐洲氣候不穩定，會影響整個亞洲、美洲甚至非洲、大洋洲的不穩定，它產生的效應是全球性的。

人類不能再以自我為中心，因為個人的所作所為都會牽動整個世界。

除了人類之外，如其他大小動物，天上飛的、地上爬的，不論大小，甚至飛機、卡車、船等的任何交通工具，只要有活動力，都能產生大小不同的電磁電力。

在海洋裡的各種動、植物，因海浪的波動，形成一個生活環境以及發揮各種動物的活動能量。植物、珊瑚、海藻類也各自吸收、釋出能量，來交換、互補、平衡，然後再與大氣層的各種元素物質對換交流，形成電磁性的對流循環。

在冰極地，冰川融化，改變海洋深度的流動，如是大量的冰塊的重量，強勁落擊，掉到海洋沉到海溝，可移動地層結構，形成新的地層板塊。

又如基因改造的植物，其分子、粒子及電磁性，與原本在空氣中自然產生的分子、粒子與電磁性難以契合，會被排斥。不僅無法交換對流，又在空氣中產生亂象，分散在各地區，徘迴不定，這也致使全球氣候、氣溫造成失調現象之一。

西，亦可塑造形狀，可讓其存在，亦可立即消失，要隱或現，任意引用，有時失控則會釀成災禍。

地球氣場的失衡，象徵著人類貪欲與瞋怒的加劇，凝聚很不好的氣場在空中盤旋，而影響了地氣的運作。故在地中也要凝聚一股正氣，來沖散空中的邪氣，以更大的力道來平衡那些邪氣。若再不調和，火山不斷地爆發，將使氣候加速異常，到時地球終將重新調整。

第六章 透過練功重新與大自然連結

■ 道法自然

科學家不斷地在探討宇宙奧秘，到底宇宙暗藏多少奧秘？或人類將宇宙神秘化，這些癥結要歸於誰，是宇宙或人類？我常說我們要順其自然，如道家常說的「人法地，地法天，天法道，道法自然」。

人法地，因人類較容易接觸的是地面景觀，一切生態隨著時節的生成汰換，讓人類有季節性的轉換運作概念，人類也是處於其中，隨著季節而調整生活，是人人所能認知的。

地法天，地球的一切生態到地底的所有礦產，必須跟天上所有星系保持和諧運作關係，包括輻射的調換形成氣，以及各種元素的對調才能達到互補的平衡作用。

至於天法道、道法自然，天上的一切都要遵循自然法則去運作，人類自古以來對大自然的運作方式有了充分的概念。但隨著科學的進步，為了追求更舒適、便利的生活，人類的為所欲為已不再遵循大自然，離大自然也就越來越遠了。

■調養身心減少災難

地球也有類似人類經絡的系統，它不只有水脈，也有氣脈，它的系統運作若失調，就如人體的血壓過高或太低，以及氣的過剩與不足。例如會火山爆發、地震、颱風、熱風、龍捲風、颶風、絲帶風（它的走向如絲帶，細長而強勁，一掃過則枝斷或樹倒，在阿根廷很常見），這些都是因氣盛而形成亂流，有些是地球本身，有些是由外太空引導過來的，都是由於大氣層的失衡效應。

宇宙中各個星系時時都會受氣流影響而產生變化，而這些變化，也和人類的思想、意識、陰陽盛衰的影響有關。例如和人類的口慾、物慾的強弱產生拉拔現象，如一個人思想偏差，不擇手段去奪取，不僅對人類造成傷害，也傷害所有的生物、動物、植物等。所以人類的貪求，造成種種動盪不安，也對地球整體的運作系統影響甚鉅；相對的，我們若調養身心，了解地球內部結構，天災降臨的比例就會驟減。

■ 通透人體奧妙就能理解宇宙奧祕

宇宙大氣中，存在著很多元素，有物質、半物質、微物質和非物質等合併在大氣中混合運行著，那些微物質和非物質很難用儀器去捕捉、研究、了解其運作功能。

宇宙之大，豈可洞窺全貌？竟連我們的身體都可以用儀器掃描通透，還是無法全然了解身體整體運作功能，因為身體有許多無形的非物質參與運作。例如我們的意識、靈魂，還有心中藏神、魂魄都暗中運作，以及氣的輸佈、造血功能，都還很難明確的掌握，因此在治療上只能得到些許的或然率。

就因為這些非物質的不明問題，令醫學界困惑。如果先能通透人體的奧妙，宇宙的奧祕就不難破解；因此傳統中醫將人體比喻成小宇宙的說法，就是這個原由。

其實宇宙大自然也不是故作神秘，而是人們若不去融合大自然，反而背道而馳，豈能有認識的時候？

地球內部功能與人體系統功能相似

一般人很難相信，地球內部還有一些功能與人體的系統功能相似。所以我常說要接近大自然，了解它的運作、功能作用。它若被人類破壞，雖不致像人體那樣呈現明顯的症狀，但慢慢在改變，如氣候、生態等異常。因為這偉大的母親，不願地球上的生物、植物受影響，極力地掙扎著要復原，但愚痴的人類還是不斷地在破壞。我們必須感知地球也有靈魂、生命的存在，它並非只是科學家們測到大體上的土、石、礦產、岩漿等有形的物質而已，許多隱藏著的系統，僅用儀器永遠測不出，而是要用深層心識去細細感受。

岩漿的核心與火山之間有通道。在爆發的時候，岩漿的能量會像網子一樣在空氣中散發出去。

由岩漿通道散發氣脈網

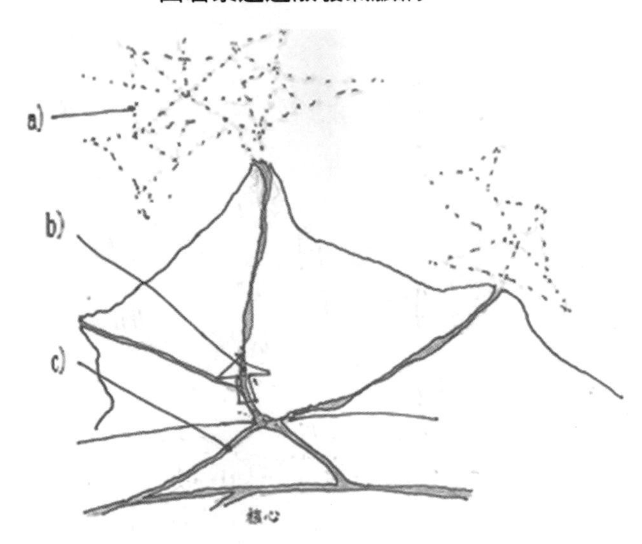

（a） 經由岩漿通道發出的氣如脈網。
（b） 岩漿的能量形成氣流。
（c） 板塊與結構裂開的地方形成岩漿的管道。

在火山口，火與火線如同岩漿的能量與大氣層的能量的合併。在大氣層的網絡是一個電磁場。似乎地的吸引力不只是核心的吸引力，也有大氣層在地球上的一股強氣的結合。

地球上的人類造很多惡業，使得環境的濁氣很重，甚至激起地下岩漿起波濤，致驚滔駭浪衝擊板塊，導致地震及海嘯。可見人們的所作所為都會影響天地，帶來怒氣、濁氣而釀災，所以可說是人類的自作孽帶來的災難，並自己受苦報。相對的，我們要以另一股

地球內部冷卻循環結構

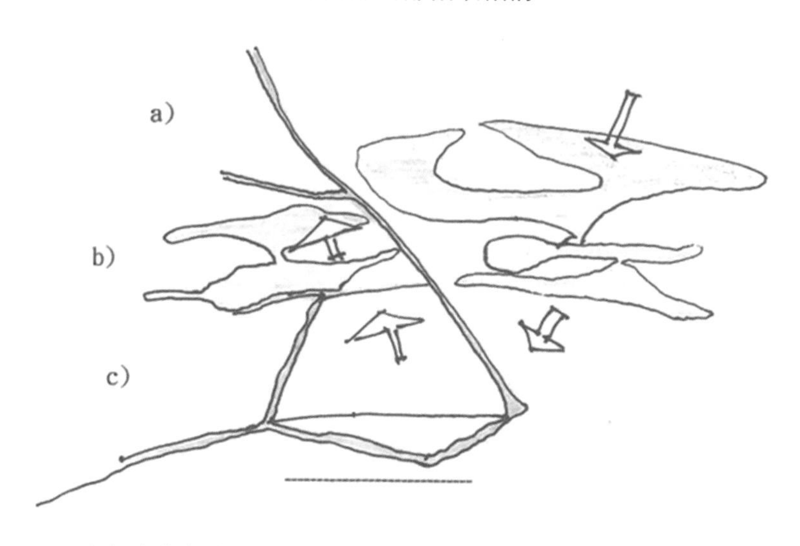

（a）岩漿的通道可以紓解地球核心的壓力。
（b）氣體滲透到岩石的小孔與微細裂縫而鑽成岩漿通道。
（c）地下水也在岩漿通道附近產生水蒸氣。

力量來扶助、挽救遭破壞的大自然，期待大自然能慢慢回復如前，或減輕破壞度，這是我所希望的。

我們若了解地球內部的種種物質與生態，才能知道地球的運作，便會主動去保護地球、愛護地球，也才能好好發揮保護作用。若我們能感受到地球靈性的存在，就會像愛護自己的身體一樣，使其完整、健康，能長長久久發揮好功能，這是一種相當切合實際的學習與教育方法。

雖然練到「天人合一」程

度的人還不多，但只要有少數人共鳴佐證，便足以宣傳推廣，可見所言不虛，更何況現在追求靈性的人逐漸增多，凡是重視靈性修養的人，無不重視地球生態的存在，進而感受彼此間靈性互通，否則練功只在治病和健身，算是相當初階的功法。

■ 回歸大自然

因在氣功的調練，都與大自然、天體、宇宙為觀想對象，練動作、練氣都與大自然為一體，熟練之後，我們的氣、意識與大自然能融合於宇宙，我們不只與大自然可同出一氣，也可以和身邊的人心有靈犀，故能幫助任何需要的人，只要對方有所需要，再加上虔誠與心念單純，即可相互感通，否則心思複雜，心存邪念將毫無作用。

個人的氣與大自然要怎麼融合？首先我們必須是大自然的擁護者，然後將心念寄於大自然，用意念與大自然溝通。心繫大自然，宇宙之氣就會融合己身，那我們借用大自然之氣，來療傷大自然是可能的。故我常邀學生們有志一同，以善念和信心默默調練，相信終有一天會心想事成，達成願望。

我們的心念與自然環境密切相關，就好像我們的家有多亂，心就有多亂；而住家環境髒亂，人生活在裡面也不可能健康、舒適。如果了解這個道理，我們會更重視自身的意識能力，不僅鞏固自己的自信力，還提高甚至超越自己的本能。也就是讓小宇宙融入大宇宙，發揮更大的功能。其中小宇宙有很多說法，包括氣的循環、小周天。我們小宇宙要能創造所需的資源，將既有的資源利用組合，結合大自然的力量，才能發揮出最高功能。其中還有很多的宇宙，可不斷的往上直到窺視不得，一望無際，才是真正的大宇宙，俗語說「人外有人，天外有天」，而大宇宙中更是存著大智慧。

因此掘識氣功是取於大自然，練成後也能幫助恢復大自然的失調。這套氣功是借用練功的技能，發揮意念力，結合大自然的氣來彌補與療傷，輔助大自然的功能，而我們也確信現在這個地球就是需要這樣的功法來幫忙修復。我相信人人都有心幫助這個受傷的地球，只是不知怎麼做，所以我們需加強喚起更多的人來參與氣功修煉的行列，力量才會更大。

這套掘識氣功的功法、功理，具備了身、心、靈的三要素。過去我僅是自己練習，鮮少向社會大眾公開。從中可窺見大自然是無比奧妙，卻少有人能從中品味出樂趣，體會大自然的神奇。因此我們是藉人體的小功能和技巧，來發揮於大用處，不是只侷限在人體功能，而要以人體小宇宙配合智識，腦力才能開展出無限大的功能。

■ 以大自然為師

有學生問我：「先師不在那麼多年了，若在拳術方面有不懂之處，老師您如何找出解決之道？」我回答說：「把學生們當一面鏡子，並以大自然為師。」

他們無法理解如何以大自然為師，因此我想到距離我們練太極拳的地方約兩百公尺左右，有一棵約一百多年的大樹，我曾去採氣，發覺它的氣很強，且樹根、樹幹及樹枝都延伸得很長，何不利用它來講解，讓學生們了解。

於是約了學生們在一個星期六早上六點，集合在那棵大樹附近。先讓學生們看這棵大樹的形狀，樹枝為了支撐二十公尺長的枝葉重量，長了扁立而長的形狀來支撐。根部的延伸比例要比樹枝大得多，因受地形的限制，長成扭曲的形狀。由這棵大樹談到如何取得平衡，形成結構學，而發揮力學的功能，運用在太極拳及其他拳術的技巧上，整整以四十分鐘的時間來解說，學生們才恍然大悟，體會到大自然中隱藏了無限的奧秘，所有的理論都在其中，這就是大自然的法則，故要以大自然為師。

以現在科學家對地球內部的探究，先了解地球的構造及功能，當地球獲得完整的探究之後，再推移到宇宙太空及各星系，到時候可探測宇宙太空有多大，有多少星系，以及如何相互產生作用。可知我們居住的地球，就不能個體運作，必須和其他星系互相作用，同

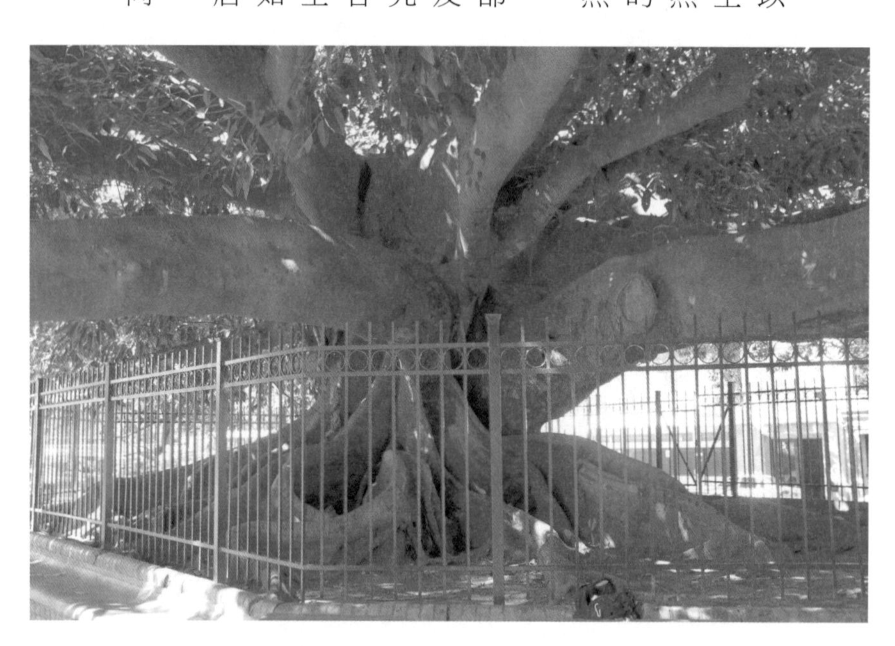

由這棵大樹跟學生談平衡力學的功能，運用在太極拳上。（鍾慈揚攝）

時又有互補作用。

將內在精神的領域擴大到各個階層，將社會各種討論話題，融入大自然的法則，我們看事物的角度將更寬闊。這樣的作法，涵蓋了宗教的精神，但不是嚴肅刻板的，而是喚起自我約束力，以及保護大自然的環保意識。

身為地球人，應該了解地球所蘊含的礦物及各種生態，以及各種不同物質間如何產生互生、互剋的作用；一旦知道大自然怎麼運作，我們才能使地球生生不息、永不毀滅，可知隨順大自然的法則，是一門最重要的教育課程，不要僅求科學的進步帶來一些方便而已，否則地球已不堪負荷，不容再任意破壞了，故我們必須從根本做起，包括修身養性等，視為是刻不容緩之事。

■ 天地與我並生

在日常生活中，若時常留意我們周圍環境事物的變化，有很多值得我們學習與運用的題材。例如天空，我們時常看到天空是一片藍色的晴空，卻在一霎那間，被烏雲密佈遍滿了，真難想像這些烏雲從何而來？有時天空一片黑暗，看似要下雨了，但一下子又消散了，變成一片晴空，那麼大的雲層又消失到哪裡了？真令人費解。如佛陀說的生、住、異、滅，在時空中時時都在變化，明明有的東西也能在霎那間化為烏有。宇宙間的變化莫測，難知難解。而烏雲的來去無蹤，正如宇宙中的星辰生滅，爆炸解體又重生，由這樣的生滅，才能造成宇宙空間的動盪。又如風從哪裡來？一般都說是南北極的溫差所產生，那麼颶風、龍捲風又是怎麼造成的，有時候出現強勢風帶，只擊斷一棵樹，在無中生有，又在廣闊無垠中消失。若以一般的物理變化，根本無法解釋清楚，必在太空宇宙的一切幻化去揣摩，遲早能找到答案。

天地間萬物的生滅，不是科學家用儀器所能全部測出與解讀的，我們要習慣於細節的入微觀察，沒有細膩的觀察，將難以揭開宇宙奧秘。所以多觀察大自然，若觀察到所有生態功能，就知道每一樣皆有用，或許並不直接，但卻有關聯，而一旦了解萬物之間息息相通、息息相關，我們還會去破壞毀滅我們所處的環境嗎？

氣功的修練在於和大自然結合，而真正投入修煉的人，同時也發起廣大的愛心，不是只對人類，甚至動物、植物，乃至零件組成的任何東西，都要將它們視為是有生命的形式，而去愛護、疼惜使用，盡量延長物命，不浪費地球中的任何東西與資源，那才是真正有愛心的人。若先有這樣的心理調適，萬物才能與我們的心識產生共鳴，而我們的功法才會更深、更廣大。

■ 天地之間都有一定的運行規律

我們所居住的地球與其它星系都有互相作用，可以看到地球不斷射出火花般的光芒到其他星球，所有的星球都不是獨自運作。例如太陽系、銀河系之說，顯示出有關系統的結合，就有互相作用關係，又既然有系統，就會有一定運作秩序，而不會陷於混亂。其中人類的開發、參與、建設等，也是系統中一大媒介，宇宙中的不斷演化，也因為人類不斷的從中造化。

太陽就像地球內部的岩漿，不斷的在沸騰衝擊著，自然會有吵雜聲，那是它的使命，為了使周邊的各星系，分秒都不能停歇。宇宙間的太空中的各種星系，以及各種自然變化，都蘊含著規律的運作，如果無法維持有規律的運作，萬物無法生存。就像水池的水太靜止，死水則無魚，需要的是有風來推動水波，魚才能生存。

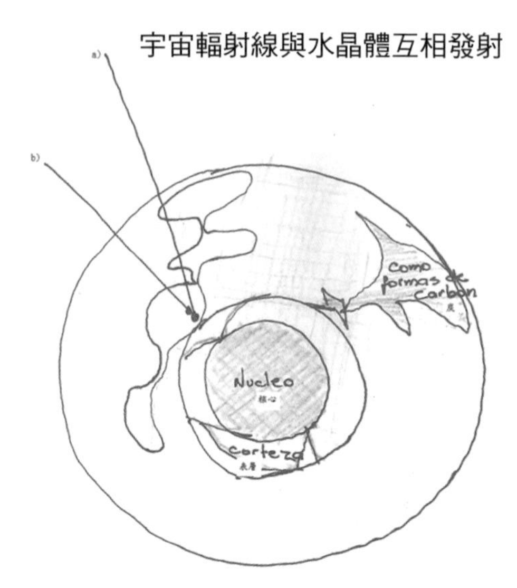

（a） 地球裡面有個拱形的空間，牆壁如大理石或水晶體。也從宇宙吸引過來的輻射線，同時這水晶體也向宇宙發射輻射線。
（b） 在這空間有尖錐狀的光與輻射線有關連。

又例如有大車駛過，就會帶動風吹。如果沒有風，單純的只用馬達，則需要好幾匹的馬力，才能帶動相同的風力效果。每種動物、物種都有它存在的作用。因此由陸地上萬物的運作秩序，可以了解宇宙星系也用同樣相互的方式在運作著，大自然也有著奧妙的運作規律，如果人類以為只有地球就是代表一切的大自然，那是相當短視的看法。

相對的，由大自然的運作法則中，發現只要一切順應大自然，追隨大自然的法則來驗證事、理，將是最正確準則；例如事理、物理、醫理等，只要冠上理論的，都以大自然的法則來評定，會是絕對的正確。如自己演練的太極拳和氣功的動作招式，就以最自然平衡律為基準，運用在每個動作上，再冠上理論的說明。

然後從操作的動作理論，試著印證在每件事理、物理，都是相關聯的，並將之擴大運用，有時有自己難以想像的結果，正如找對了點，延伸成線，進而擴大成面。如今將此理論用在推敲大自然的狀態，包括地球的系統運作功能，以及拓展到宇宙太空，如一開始時觀我進大山，或大山到眼前，可知即心即山，證實一切唯心造。所以宇宙雖大，我在宇宙中，亦能說宇宙在我中，「心包太虛，量周沙界」，一點都不假。

■ 與地球共生息

現在地球暖化問題嚴重，將臭氧層的破洞填補起來，這對地球的溫室效應，是最直接的改善方式，希望不久的將來，在南極上空的臭氧層能先恢復，然後再改善各個因氣候影響的其他地區。但前提是人類需要積極的配合綠化環境、節能減碳，才有辦法真正的恢復，否則臭氧層日益變薄，以後的破洞更大，地球之受傷永無恢復之日。

土地需要呼吸，但人類建房子、鋪水泥地、柏油路，都阻礙了地皮的呼吸，而地震會越來越強，應該也和這有關。我們在練氣功時，可以試著作以下五種觀想，來幫助地球及氣候的恢復：1、撥動海水雲層，幫助風調雨順。2、撥動臭氣層，拉平補洞。3、撥動風雲，調和溫度。4、撥動各星球、撥動岩漿，使天氣、地氣調和。5、祈求上帝、諸佛菩薩、古今聖賢一起幫助地球的人類和平相處，成為淨土。

總之，我們所練的氣，必須要結合宇宙大地，才能發揮大能量。以自身的功力，僅限於自己身體的修煉，將非常有限；但要借用宇宙之氣也不是隨便可取的，首先必須是大自然的擁護者，然後將心念寄於大自然，用意念與大自然溝通。心繫大自然，宇宙之氣就會融合己身，自己本身先要有一點驅動力，然後長養慈悲心，雙向相結合，宇宙的氣便能迎取，否則是請不來、引不動的。

萬事萬物都有氣感

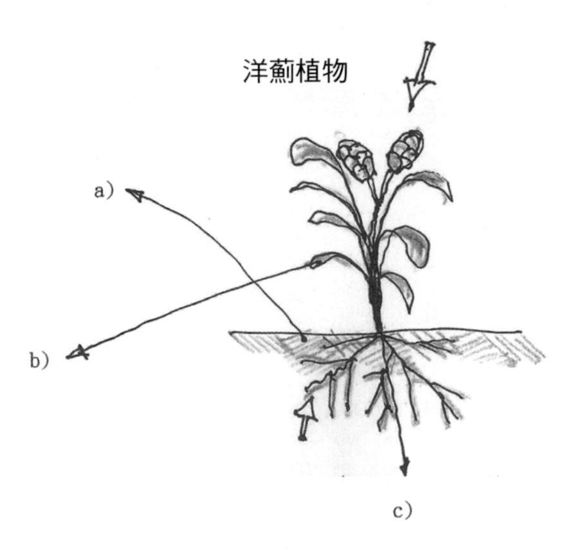

（a）洋薊從土裡吸取一種礦物質，之後在主莖、葉子及花朵內，因樹液的關係，那些礦物質會與氣體合併產生一種苦的物質（是一種特定的礦物質讓它變苦）。
（b）洋薊的葉子與主莖有微觀的細毛，可以使環境中的濕氣停留在植物裡面，協助分子的合併。
（c）葉脈裡有一種電磁性會傳遞到周圍的空氣中產生電場，好像在清理空氣中的電氣。

洋薊裡的苦物質有一種能量附有強大的清除功能，能夠沉澱與過濾物質。它本身具有的能量，能提供清除人體內毒素，也可提供給其他植物及周圍環境，那能量大量集中在根與莖。

萬事萬物都有氣感，例如我們栽種的植物也是，若將木瓜移植到土地上，它直長的幹必是根深植下，可與土壤形成交互作用，但若是放在盆內，則根部曲折環繞，無法吸收水分及礦物質，也難以透過陽光空氣的調和再回饋土壤，相互循環的效果差。甚至我們也要幫木瓜保溫，多花一些時間及愛心去觀照那些植物的生長，用意念與他們對話。

我們氣功的修練在於與大自然結合，所以要投入我們的愛心，不是只對人類，甚至動物、植物，乃至零件組成的東西，都要將它們視為是有生命的存在去看待、愛護，以及用心使用，盡量延長物命，不輕易浪費地球中的任何東西，那才是真正有愛心的人。

可知我們要學習用意念去分辨各種物體不同磁性，對不同的植物採氣、採氣，會發現每種植物的磁性都不同。除了熱、涼、麻、竄、刺的感覺外，又有一些較微細的同類異感，從中去發現大自然的微妙。除了嘗試鐵的感應，產生微細的多重感，亦可試木板，去感覺微小不規則的熱竄的現象。也可以試試看掛在牆上的畫，從中感覺畫的氣，知道萬事萬物都有氣感，不同人畫的就會有不同氣感，甚至名畫家所畫，其氣感也有別於一般人所畫，包括真品和贗品的氣也不相同。

■ 各星球間相互關聯的作用

在那億兆星球中，幾乎每天都有星球在爆炸毀滅。（附註：宇宙間各星系天時的差異，有的一天等於地球的百天，或一年、百年不等。）也藉由爆炸毀滅的力量來推動宇宙間的空氣，成為風力；再由爆發後的熱量，來改變空氣中的壓力，輾轉相繼，使宇宙中充滿動能，這些變化皆由黑洞在主軸與推動。經黑洞的氣在膨脹與收縮間，產生不同的壓力與變化。有時由於爆炸的輻射，風浪過於強而成颶風、颱風，或龍捲風，或各式各樣的龍行風、氣旋，使整個宇宙太空，能藉由風力來推動萬物，繼而帶動生機，這些都是宇宙星辰的生滅所帶來的自然變化。

但時而靜觀大氣中的一切，看到太陽釋出大量的氣在氣層中，經大氣層的過濾。而現在能過濾的量逐漸減少，致地面熱度升高，影響地面的空氣和水，而形成龍捲風，或大旋風。這些現象，由於地面空氣汙染，致大氣層稀薄或破洞，減少阻礙熱度的照射。當地面熱度升高時，地面就產生一股螺旋式的氣流將之捲走，如森林大火就很難撲滅。因熱度高引起風來襲，那也是一種氣流的形成，在我們的感覺就是風。風的形成有多種，如前所說龍捲風、大旋風、颶風、颱風還有帶風；其中帶風如條狀似帶的掠過，有時只在這條街掠過，則樹枝斷、樹倒、物毀。這幾種風勢形成的原因，都跟突來的熱度有關。風向及熱度的差別，而形成不同形式的風勢。

太陽光的能量激發天上、地下總循環

（1）太陽的光能量。它是一種元素能讓空氣中的物質與大地的物質在植物裡透過樹液做結合。

（2）太陽的光能量在大氣層產生如同一個電磁網影響空氣的溫度。

（3）太陽的光能量有粒子可以穿透大地，讓分子在植物的根部做結合。

4）太陽的光能量可以達到地球的核心，影響核心的電磁性。

5）那些核心分子與太陽分子的合併，從地球的核心散發出來到整個宇宙。

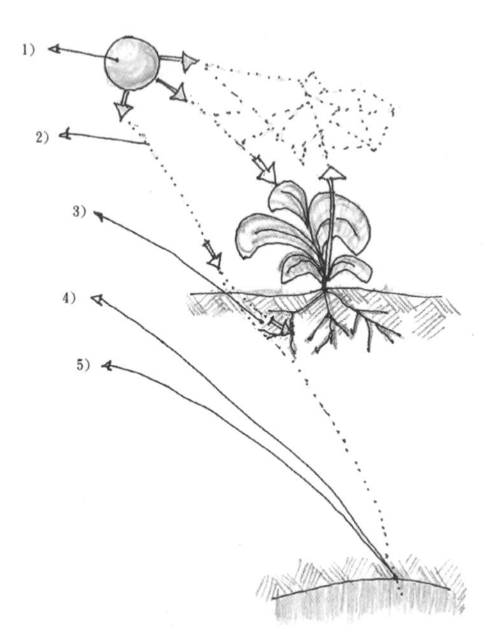

太陽、地球的運行形成了四季，以及一切植物的生長，也由於互相產生磁力而不斷地運轉。由於磁場角度的不同，而有炙熱與寒冷之分，在冷熱兩極的變化中，也有緩和的時候，如春、秋兩季，不冷也不熱，這是大自然的運作。

大自然的週期性，一個消失另一個會接替。若因氣候變化而絕跡，將再出現另一種可適應環境的物種，這是上天的造化。若是人類的宰殺過度，將失去自然的平衡率。在大自然間，無論是動物、生物、植物，都是平衡生態的功能者。一旦失去平衡，換來的是天災人禍，失衡太嚴重，甚或導致地球大滅絕。所以人類要擔心的是，自己怎麼做好本分事，不要去傷害周遭環境及其他物種，善盡保護大自然的職責。

■ 不要寄望移民其他星球

太陽、月亮像父母般的照顧地球，顯示各星球間相互關聯的作用。人類常說地球人口太多了，科學家不斷在研究到外星球移民的計畫，這個夢想有很多需要克服的。除了食物外，我們必須了解人體的經絡與器官都是配合地球的結構及循環系統所生成的，一旦到其他星球去住，很有可能我們的腦、內臟器官將會變形或萎縮，甚或在極短時間內就會死亡，這一點必要作詳細的考慮。

這要從身體的形成說起，人們是由宇宙間一個甚小的小光點，我們稱之為靈魂。靈魂藉由：氣波、聲波：找機緣投生而形成。因母體已經過地球的各種物質元素聚合而形成，於地球的物質而轉化生長。那丕胎隨著母體的孕育成長。待胎兒各器官都成型，能各自運作系統時，才讓胎兒出生離開母體，成為另一個生命體。也開始以地球的物質為食物，供給營養促進生命體成長茁壯，也應身體的成長過程所需，而造化那些所需物質。

若在其他星球，有不同的元素與物質，乃因每個星球各應所需的氣化而生，慢慢聚合變化適應，各星系所運行的，各具不同的條件。當條件不同、物質元素不同，又應所需而形成氣候的不同，水質、水量應需運化，並非每個星球都是一樣的。

有些星球從外表看起來很相似，有陸地、海洋，有山、有水，有適合而需要的動物、植物，而那些動物、植物也是應該星球的氣候、物質元素而生長，而且還有別於各星系功能的運轉不同，而有不同的球心引力。因此生長在地球上的人類、動物、植物都無法適應完全不同的環境。從氣候到所有的一切，都順應人類所需而提供，是為了使人類能夠成為宇宙及地球間的變化使者。

至於火星的系統功能更有待仔細探究，要踏上火星的地面，必須具備諸多克服的困難；如空氣稀薄、瓦斯氣濃、球心引力少、植物的能量低、電磁性較弱、土壤帶有毒性、晝夜溫差大。且因重力的差異，各內臟器官可能會萎縮或衰竭，還有其它各種問題。這些最基本的天然條件都能克服，地球上的人類才有可能在那裏生活。

火星雖可能曾經住過如地球的人類，但由於物換星移，為了調整時序，也改變了整個火星的運作系統。到目前為止，造物者尚未安排讓火星回到以前如地球人類居住的條件，這是移民火星必須慎重考慮的。

人們常說「人定勝天」、「征服大自然」是不可能的。真正「人定勝天」的意義，並不是指人的堅定就能掌控天地，而是鼓勵人若有堅定的心念，就能改變習性，趨向好的方面發展。亦即一個人有堅定的信心，必能戰勝天生不良的個性而改變命運。是要克服自己，力求完美，勝過先天的命運安排；我們仍須順應大自然，依照自然運作秩序行事，則人類的一切才會遂順如意。

可能要等人類受夠天災地變的教訓後，學習怎麼愛護地球，那時如果地球真要毀滅了，不是因為人為的惡果，那自然會有另一個星球讓我們居住。重要的是人類如何發揮愛心，以善心對待大自然中的物種及星球，大自然就會有好的安排，這是從修練中，大自然給我的啟示。

■人類在宇宙間造成的影響

許多人覺得疑惑，宇宙間大自然是否需要人類？如果沒有人類將會如何？有人類之後開始由靜止慢慢進化、文明，科技發達，都是人類進展過程的寫照。發明火藥、武器，發射火箭、太空船到太空，都在整個宇宙間造成轟動。例如在山谷或空屋喊叫，立即會有回音，聲音波動震動得太大，甚至會使物體移動。任何聲音的聲波，不僅是波動還會震動。又如車子行駛在高速公路上，與大型車擦身而過時，會有搖晃感覺，速度越快風壓越強，搖晃越厲害。海浪由起浪到對岸，在對岸看來只有水波，越遠越細微，但空氣中的粒子、質子已受到變化，只是微小的讓人們感覺不出來，因此疏忽它的存在。人們的情緒，喜、樂、哀、怒也都會造成宇宙間的變化，尤其犯怒氣打鬥，會產生濁氣到太空中、及地心各處也造成影響。人類會發明、製造、生產，因此人類在宇宙間形成最大變化者。今日不斷競逐的高科技，雖給人們帶來方便，但在宇宙間，卻成負面的效應。

■節能減碳抑制溫室效應

氣候的變遷導致農作物的生產量銳減，世界農業面臨著自然災害的嚴重考驗。

近些年發生的乾旱和洪澇災害，致使農產品價格上升。世界人口越來越多，已將近七十五億，但糧食產量卻越來越少，許多人擔心將會導致糧食缺乏，甚至是戰爭，不少專家已在關注這問題，但似乎仍力不從心。

時常聽到科學家，包括地質學家、氣象學家、天文學家等，報導所觀測、研究的結果，都說地球已到危險期、毀壞期，呼籲人類要多做環保、節能減碳。每年的世界氣候變遷會議，也都針對氣溫上升的問題，希望各國能提出減碳政策，以抑制溫室效應。

的確，這是當今世界最迫切的問題，我們居住在這地球上，每個人都是地球公民，地球的安危是人類生存最大的關鍵，因此我們每個人都要為地球的安危負起責任，共同來維護自然生態。從每個人的居家環境做起，注意個人的生活習慣，包括食衣住行，來響應倡導配合節能減碳。

地球是全人類最摯愛的母親，它付於我們最誠摯的心靈，展現最慈悲的胸懷，孕育萬物，保護人類，而竭力付出所能、付出一切，從不想得甚麼回報。如世上的母親們，只盼小孩平安長大，從不去考慮以後這孩子是否孝順，僅盡最大的愛心撫育而已。所以人類還能沒有感情，去感受那偉大的母親，而不惜任何代價，盡最大的孝心去感恩嗎？因此人類要更愛惜我們的地球，處心積慮地將受毀傷的部分儘快補救回來，不要寄望於移民其他星球，這才是正道。

具體的作法，除了汽車，及其他工業燃料作改變，減少使用量外，在製造日常用品時，也要增加成品的強度耐用，這樣亦可減少垃圾，以及降低製造過程的廢物汙染。此外，花草、樹木不僅可平衡生態，也是能源的來源。當今的科技，有可能將空氣變成汽車燃料，石油將成為人類的食品，許多物質皆由氣的生成，而有千變萬化的可能；如果加上人們正能量的意識導引，更有無窮的可能。

■ 多種樹，維持生態和諧，是減少天災的解套方案

面對天災，多種植物是一個可行的解套方案。每一種植物都有不同的栽種方法，自然生長和人工培育的效果和品質有很大的差異。因自然生長環境艱難，人類只好用人工方式加以改良，使植物得到有利的生長，如培土、施肥等，都做了相當程度的改善。無論枝幹或果實，都越來越大且更可口，這是人類對自然生態的改造。因此我們要多親手去種植，才能體驗自然的生態，以及做人類該做的事，轉破壞成保護。

所有的空氣中、水中與大地中的能量結合

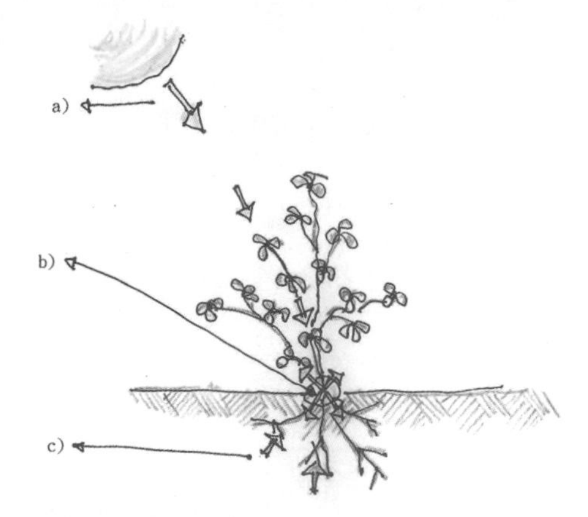

（a）太陽光的能量被所有的葉子吸收。
（b）植物在根部與莖部接近出土的部位形成一個自己的一個電磁中心，它就好像植物的靈魂或能量中心，再次將能量運送到植物的各個部位。
（c）大地的電磁性與地球核心的能量。
那種能量在果實中慢慢孵化，開始有物理形態，而果實是能量交流後物理型態的表現，之後那能量透過這種方式，被其他大自然中的生物利用，來創造新的分子結合。也就是說，所有的空氣中、水中與大地中的能量結合，以這樣的物理型態滋養更多的生物。
基因改造植物脫離大自然的交流循環的秩序，就無法與分子、粒子及電磁性接軌。

此時此刻人類要多種樹，不要破壞大自然的氣，這是當今世界各國應當共同努力的目標。可惜現在許多國家都相互競逐，如爭相比較誰蓋起世界第一的高樓，這些無謂的競爭都造成自然的破壞。如建高樓必須挖深地基，有時不惜破壞水層，地表全面鋪上水泥、柏油，影響土地的呼吸，甚至為求經濟發展，濫墾森林導致空氣、水

與礦物質的失調，這些對自然的傷害，都影響著地球的生態運作，一旦失去既有和諧規律，將使人類生活在天災、人禍的恐懼中，人類破害、毀傷地球所產生的反彈作用，是人類難以想像的，而世界各國綠色組織也正為這個問題而努力。

練功的人最重視新鮮空氣，以及好的生活空間；因此想要空氣好，溫度適宜、氣候正常、不缺水、不氾濫水災，就是將樹依地域所需適當種植，使其發揮淨化空氣、調節溫度、保護土壤、保濕等作用。而且要種植多種類的樹，並穿插種深根樹及闊根樹，如松、柏，或防風林樹等，這種深根樹不僅能防風，也有抗震作用，尤其在坡坎處種深根樹和闊根樹，平均遍佈的種植，可防土石流、坡坎處的衝擊作用。若要砍樹在五年前就得在旁邊種新的樹，才能取代而平衡，相反的整個地區全面砍樹必讓氣候失調，排水系統亦需視地勢有規劃的做好，作為天然灌溉樹木的水資源。

當樹葉進行光合作用，吸入一氧及二氧化碳、吐出氧氣，以及產生吸收與蒸發水分的功能時，我們觸摸它的根部，會感覺到有節奏感的震動，這是在行呼吸及代謝功能；同時它也有神經系統，在根部及樹頭處。而因樹根、樹頭部位有神經系統，能測度風力的強弱。在風力強的地區，不僅在根部會較深入、強韌，樹

大地的能量網

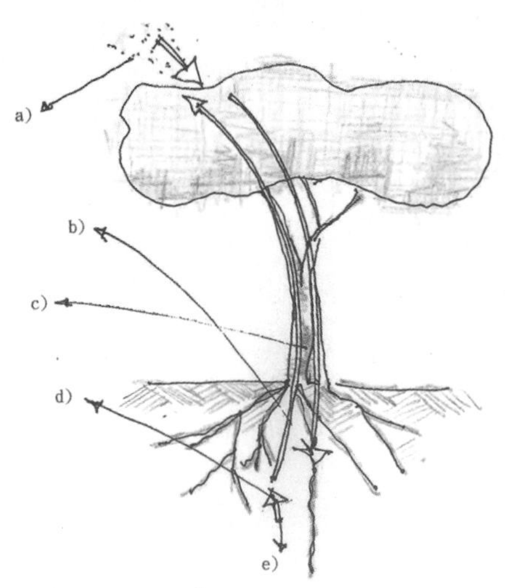

（a）空氣的能量網被樹的每一片葉子吸收。
（b）那能量會向下流動並且由樹根向大地分布。
（c）分子在樹液合併，產生能量的交換。
（d）樹根也會從大地吸取能量及營養分子，慢慢的上升到樹葉，便再回到空氣中加入空氣網。
（e）大地的能量網，都是經由樹木及其他各種植物的天、地輸送，來決定交換對流。

幹也會增加強韌密度來抵抗風力，而根部會隨橫伸的枝幹範圍而伸展，以取平衡作用。淺根的樹主要是擴散、多根的拔力取平衡，並保護濕度及土壤流失，且有多種功能。

枝葉透過吸收二氧化碳，製造散發氧氣，調節空氣的汙染，散發濕氣、調節濕度及風力的抑制。枝葉的氣與離子相磨擦而成靜電，與地氣相配合，散發到大氣層中。樹根則有吸收過濾、淨化及排泄作用，是地球系統中最重要的新陳代謝作用。經地層、水脈的輸通，傳送入熔岩再分解，再經各種不同的岩石的粗、細過濾，再傳送各部所需及儲存。較液態部分即石油，稍硬體為頁岩油，再往上擠壓較乾硬，則成煤礦或其他礦產。經熱氣、岩石的擠壓到能儲存的空間。經過大自然的智慧及巧妙安排，在地面較少可利用地區，地下可做儲存，有較大空間的，大部分是地面上較少植物的地層下。所以礦產的分布也會在沙漠中，大自然的安排是公平的。

地球上表面看是土壤及石頭，形成一層厚厚的地表，豈知內部竟然有層層不同的系統運作，它也是靠呼吸宇宙大氣的相互作用，而產生有系統的運作動力。而樹木除了可以清潔空氣外，也可以釋放出對人體有益處的芬多精，以及綠化環境，對眼睛的保養有一定功效，大樹的樹冠也是遮陽的休息好地方。

每種樹都有不同特性，有些樹根一直在伸展，尋找較冷的水分，也有植物喜歡比較暖和的水分。植物的種類甚多，各自發揮不同的功能，各有不同的作用；若找對了地域、土質而種植，不僅對樹木的生長有益，對土質也有很大的幫助，甚至釋放出油脂或黏液在土壤裡，經過長期的吸收、轉變，再慢慢滲入深層，

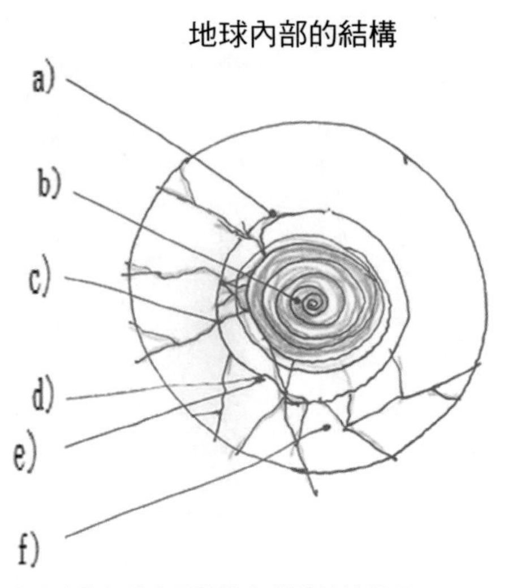

（a）圍繞著地球核心的表層離核心越遠就越堅硬。
（b）在地球核心，螺旋狀的能量波，形成岩漿。
（c）核心的能量透過一些通道穿過保護層，會有一些分子過濾那能量，並產生變化反應而形成礦物質。
（d）在那些管道有放射性，連接尖銳狀強勁的能量在衝擊。
（e）核心保護層的上層有尖銳狀的能量，也有地下水。
（f）地下水負責維持保護層的冷卻才能保存核心的能量。
在這一層，石油因熱水沸騰而被擠上頂層。熱水上升而冷水往下注入，有冷卻作用。

經各地層的過濾、催化，最後進入石油池。大自然就是一直在過濾、催化、代謝、循環，生生不息。

澳洲蒙納許大學有科學家發明一種人工樹葉，能行光合作用，將水大量分解氧氣和可做為環保燃料的氫，並藉此發電供人類使用，可幫助環保及改善溫室效應。這項研究如能成功，對地球表面有些許幫助，但對長期而言仍得靠植物的光合作用，來達到與地球內部的平衡。尤其樹葉的呼吸作用，及根部的多種功能的發揮，個人認為這不是隨便可取代的，必須是一關連性的系統，才能平衡運作；但他們也是出於對大自然被破壞的一種補救的悲心願行，仍值得我們的肯定。

總之，人除了以練氣來強壯身體外，並要作好修身養性的功課，更重要的是促進人與人之間的和平相處，幫助地球生態的平衡，減少製造垃圾、多種樹，及教人多做有利於自然生態發展的工作，共同塑造地球的永續生存。

■展望靈性科學的到來

人類因科學發達躍進，似乎已到無所不能的地步，但真正的可無所不能嗎？是有可能的，但不是用科技、技工的科學，必須用靈性的科學。所謂靈性科學，就是我們的心識與靈魂同步結合，這樣的心靈不是物質，而可以無孔不入、無所不知以及無處不到。科學技術是靠儀器去探測，但對無形或靈性較高的存在，儀器根本探測不到，只有我們發揮心靈效用，才能感通萬事萬物。

換言之，人們總是以視覺或感官窺探一切，但這是非常有限的。以身體的功能而論，「光」是人體潛藏的一種無形能量，在沒有了解之前，仍有許多的奧秘尚待發掘，如宇宙星辰及一切有形無形的物質生命，我們必須深入了解人體的內在本質，找到生命中最高的靈性，才能真正透顯其中真相，而這是要不斷修煉才能達成。

已經有人用儀器測試氣功態，證實氣功的功能是經過訓練後，能明確顯現的，所以並非一般所說的特異功能，而是人體潛能的自然展現，所以不要認為氣功是一件很奇玄的事。一個人經導引練習，很快就可練出潛能，如從儀器顯示人在入定時，腦波呈和諧狀態，這與顯神通時就不一樣，在發功時又不一樣。可見我們的心意識，可隨境況不一樣而散發不同的腦波，所以氣功是開發人體的功法，不僅對身、心有幫助，對靈性也是不可缺的要法。

■ 善念共振救地球

我們練動作時，要加上心識的融合，才能很快的出現感應，例如觀想吸收太陽的氣，此時會感覺非常舒服、非常溫暖，在心靈的引導下容易有感應，也可直接會通大自然。

太陽、月球、地球屬同一星系，人居於天與地之間，扮演調和萬物的角色，並使萬物發揮更大的功能，卻因人類的貪求，倒行逆施，地球的資源被人類不斷地挖掘，已剩不多；故我們要觀想太陽、地球一體，盡力補足地球的新能量，為了保護大自然，我們可多做靈性上的努力。

在調理地球的能量時，不完全是我們自身的功力，還有宇宙間多種正向能場的協助，當我們具備那股虔誠慈悲的心，就會有宇宙能量的加持而成。所以我們要盡一己的心識能力，讓自己先感受那股力量，當練到某種程度，有了經驗及信心，成為不退轉的勇者，才能確定真實的情況。

例如我們每天很認真的清潔家裡，但外面不斷地製造髒東西進來，將永遠看不到效果。但是，當周遭都能保持整潔，家裡內部就不易髒，稍微清理就很乾淨。因此，要讓地球恢復，減少傷害，乃是每個人的責任。唯有每個人心存好念，才容易收到宇宙大氣的助力，而我們也能成為宇宙中造物主的一份子，從修練中得訣竅而創造出種種事物。

又如佛教慈濟基金會慈濟人的愛灑人間，虔誠祈禱懺悔，都能感動佛菩薩及龍天護法神而得助力。如天主教、基督教的彌撒，為祈求全人類的救恩和和平，都有它不可思議的正向力量。或在心中默禱世界和平無爭、眾生無災無難，希望藉此喚起社會大眾的關懷與共識。也祈願不同種族、不同階層的人士，彼此同心協力為人類幸福及世界和平而努力，讓和平音流飛揚到世界每個角落。透過祈禱、彌撒讓世人知道，並使更多人參與，減少不必要的破壞，這些都有助我們修復大自然，否則再怎麼清理，但若有人持續破壞也無濟於事。我們從心靈深處正視問題、解決問題，相信對整個世界都有幫助。

換言之，阻斷災難的源頭。而強調虔誠的祈禱和禮拜懺悔，否則災難是救不完的，難以有平息的一天。所以大家一起來響應心靈環保，地球才有可能成為淨土，否則沈迷於誘人的物質世界中，貪圖享受的念頭難能制止，強化人心慾望，人類難以跳脫這股強大的沈淪力量。

■ 以利益人群為動機來練功

我們練功以大自然為主體，以利益人群為動機，方能探討人生哲理。意即以練功為方法，度人濟世為目標，兩者相輔相成，逐步攀向靈性昇華的階梯。

雖然慈悲大愛只求不斷地付出，而不求任何回報，但是最終還是會自動回報到自己本身，而且是無可限量的收穫，無可限量的回報。

因此我們練功時，都要很自然地產生慈悲憐憫心，來幫助世間苦難眾生，這是我們練功的祈願。在練功過程中，也透過靜坐觀想各種不同程度的苦痛，思索可用何種方式來救渡他們，這就是這套功法的「悲智雙運」，如此更高遠目標的練功動機，我們所練的是上乘的功法。

也就是說，人們練功的同時，也要多做好事、多修行，這樣才可修得更高境界。而做好事的方式有很多，如可以當志工，用文字、書畫、唱歌等的方式勸人多做好事，包括利用專業上的知識和技能來救人度人。當我們用很虔誠的心來練功，這樣的氣場會更柔和，也會受到加持來成就功法的進展。

有一次一個學生練完氣功，跟我說他弟弟種種惡行，包括吸毒、酗酒等，無論他如何好言相勸，弟弟都不接受，有時反而更加動怒。我告訴他要站在對方的立場講話，而且講一些感性的話，讓對方覺得被關愛，將會釋出情感的力量，而且持續以那種兄弟之情和他互動，讓他知道你愛他、在乎他，就有意想不到的效果。果然，過一陣子他告訴我，他用我教他的方法跟他弟弟溝通，他竟然都接受了，兩人的相處變得很和諧，因此他心中有道不盡的感恩，我聽了也很高興，這也是一種助人之樂。

處處為人著想，給別人方便與歡喜，是我們做人的本份。如能時時這樣做，也是為自己開方便門，鋪好善的道路，除了廣結善緣、給人好印象，做事情會比較順利，事事較如意。因此凡事先由自己做起，不要刻意去要求別人，只要想我們推出去的氣能順勢運轉而已，這種出自於真誠要救地球、保護人類的善心，都能得到許多的加持力，所以傻傻的做、默默的付出就對了。

第七章 學生心得分享與見證

■ 沒有受苦就不會立志向上

練氣功學生說上星期六，他的狗狗因心臟痲痺，死在他懷裡。他說狗雖長了瘤，但還是初期，心想應該還不至於死亡。養了十年，疼愛備至，知道這種矮胖的狗不能太劇烈活動，因此也沒有讓它出去跑，突然死亡，內心很是不捨與疼痛。

同時學生告訴我，他六歲失母、九歲喪父，認了一位乾媽，也在去年往生，感到人生何等無常，人活在這世間真的是太苦了。

我勸他好好練氣功，再過不久，當練到可以深觀人生的因緣時，就能徹底了解人生為何？自己被派在甚麼岡位？任務是甚麼？該做甚麼事？人生如戲，每個人要認真去演好自己的角色，不要再惦記過去的不如意，沒有受苦不會立志奮發向上。

過去的是經驗，未來的是考驗，現在應該聚精會神，來迎接每一關的考驗。

■ 寫在學生氣功心得前

大部分的學生在跟我學氣功之前，幾乎都跟其他老師學了功夫，不論是外家拳或內家拳、氣功等。自覺欣慰的是他們跟了我之後，都能感受到我所教的氣功與其他氣功不同的地方，除了能提升身、心、靈層次外，也對他們的工作或所學的都有很大的幫助。

曾有一學生在將要入大學前，為了選科系與他雙親的看法不一，相持不下，學生很受挫折，心想不上大學算了。我與他的父母親是朋友，他母親最後跟他說：「你去找趙老師，問他的看法如何？」當學生將整個事件告訴我之後，我建議他：「大學一定要上，依你喜歡的、有興趣的選擇科系，讀完後我再教你如何廣泛運用、發揮。」由於他的運動細胞發達，選的是體育大學運動體操的科系，這科系原本是他所選擇，而他父母親不喜歡他上的，但最後還是尊重了學生原來的選擇。因為是他喜歡、有興趣上的科系，所以很認真地上課，加上能運用跟我所學的融會貫通，做出來的動作非常美妙、很具平衡感，其他同學做不出來的動作，他都能輕而易舉的表現出來。

教授很讚賞他，問他怎麼可以做的這麼好，他跟教授提到應用了跟我所學的太極拳與氣功的原理，教授認為很不可思議，說：「原來太極拳、氣功這麼好！」現在這位學生在舞蹈方面已經有所成就，許多東、西方國家都邀請他去教舞，每次旅程總是安排好幾個國家。他提到最多人學習的場次是在南韓，一場次就有萬人，在足球場舉辦的，那種壯觀的場面很難描繪。他如果在阿根廷，總會找時間來看我，提到過去的那一段，感恩我幫他所做的建議及跟我所學的，讓他能夠有今天。

我覺得很高興，也很感恩，雖然我跟學生們有著不同的國籍、人文、宗教、風俗、習慣。在這個國家，我算是外國人，但學生們對我所說的話都能接受，遇到不能解決的問題也會找我商量。例如依照他們的習慣，孩子在年滿十八歲後就必須搬出去住，不能再依賴父母。

就有一位學生為這件事很徬徨。因為是獨生子，與母親相依為命，但鄰居說他長不大，賴在家裡不搬出去，他的母親則希望孩子留在身邊陪伴她。當他將這事告訴我時，我以中國人的觀念建議他，陪伴在母親身邊，相互有個照應，也趁此機會孝敬母親。一般年輕人都不喜歡受拘束，總希望能單獨居住，自由自在的好逍遙。

他有一份固定的工作，經濟上一點問題都沒有；又在大學夜間部上課，有很充足的理由在外面租房子獨住，但他接受了我的建議。不久前他母親緊急住院開刀，在危急時是他打電話叫救護車，陪伴他的母親到醫院，又在醫院照顧了好幾天，出院後還每天悉心幫母親敷藥。他說還好聽我的話，否則遇到他母親這種臨時緊急狀況，萬一發生怎樣的變化，他內心會一輩子不安的。

學生的年齡層自十幾歲至七十幾歲都有，各有不同職業，有學校校長、學生、建築師、律師、程式設計、媒體工作人員，也有溜狗的，鋼琴老師、瑜珈老師、功夫老師…等。不論或因身體健康的需要，或想進一步追求靈性而來練習，內心愈單純的學生進步的愈快，雜念太多，煩惱佔滿心頭，練習時就不能專注。一個人的本能要如何去發揮？能達到多大的能量，與本身的純淨度成正比。在漸進的修練中，養成約束與克制自己而守戒律，是一種由內自我引導的方式。

名義上我是老師，但我非常感謝這些學生，因為有他們的學習，督促著我必須繼續上進，不得停頓；也因有他們的陪伴，讓我在阿根廷的這三十多年的日子，過得很充實。

■ 學生的心得分享與見證

EL CHI KONG DEL MAESTRO ES ÚNICO

por Daniel Fresno

El chi kong del Maestro Chao es único; no hay otro igual. Desde que empecé a interesarme en las artes marciales internas, varios años atrás, leí casi todos los libros de chi kong publicados en castellano, la mayoría escritos por gente muy famosa. Todos estos libros muestran apenas la punta del iceberg, una modesta introducción a lo que el Maestro Chao propone descubrir. Su chi kong es vasto y profundo. Si uno lo practica con disciplina, paciencia y concentración descubrirá –como yo tuve la oportunidad- que este arte no tiene límites.

El Maestro Chao enseña primero a descubrir y conocer el propio cuerpo y su energía. Luego enseña a conocer la propia mente y más adelante, comienza el descubrimiento del mundo que nos rodea, tanto el mundo físico como el mundo sutil.

Los beneficios de este método son enormes en el nivel físico, energético, mental y espiritual. Ayuda a conservar la salud porque permite redirigir la energía cuando se percibe algún bloqueo o desequilibrio. Cuando sobreviene la enfermedad, el chi kong ayuda a enfocar mente y cuerpo para una pronta recuperación.

Una parte de la práctica consiste en viajar al pasado y llevar la atención a diferentes momentos de la propia vida. Esto permite cerrar viejas heridas emocionales, comprender quiénes somos, por qué estamos donde estamos y nos brinda herramientas para cambiar el rumbo de nuestra vida.

Gracias a esta práctica pude conectarme con mi madre, fallecida cuando yo tenía pocos meses de vida. Este encuentro me permitió comprender aspectos fundamentales de mi historia personal y de mi evolución personal.

Otro especto de la práctica consiste en profundizar nuestra conexión con la Naturaleza. El conocimiento de las energías de la Tierra y el Cielo nos permiten ampliar el conocimiento de nuestro universo interior. También nos ayuda a fluir en el mismo sentido que la Naturaleza, lo que brinda más energía y serenidad. Por último, nos enseña a actuar de manera responsable respecto al medio ambiente.

Estoy muy agradecido de haber podido acceder a este tesoro inagotable que es el chi kong del Maestro Chao.

獨一無二的氣功（丹尼爾．弗雷斯諾）

趙老師的氣功是獨一無二的，找不到與他相似的。自從我對內家拳有興趣之後，那已經是很多年以前了，我看了幾乎所有翻成西班牙文有關於氣功的書，且大部分都是頗具聲望的人所寫的。這些書籍僅顯示了冰山之一角，趙老師的氣功適度的引進我們的探索；它是廣而深的，如果一個人精進規律地練習，會跟我一樣發現這套氣功是無止盡的．

趙老師會先從認識自己的身體，與發掘自己本身的氣開始練習。之後，學習了解自己的內心，再進一步探索環繞著我們的這個世界，不論是在物理方面或其他較微妙細小的事物．

練這套氣功能為我們帶來的好處是無與倫比的，在身體上、能量上、心智上與心靈上都有很大的收穫。在身體上它可以幫助我們維持健康，帶領氣前往阻塞或不平衡之處；當我們生病時可以使我們集中意念，幫助身體盡快復元．

有一部份的練習在於回到自己的過去，觀看自己在不同的生命旅程與階段。這樣的練習可以幫助我們修復舊傷，更了解自己，知道為何現在會在這裡，反省自己的過錯，並即時懺悔過去，提供我們改變生命的方向.

非常感謝有這樣的一套修練，使我看到我的母親，她在我剛出生幾個月就往生了。與母親的重逢，讓我明白我個人的基本層面與往後的個人發展。

這套氣功的另一個方向，是加深我們與大自然的連繫；了解地球與宇宙的氣（能量），可以更加深我們對自己小宇宙的認識。這種認識會讓我們順應大自然，與大自然的規律同行，為我們自己帶來更多的能量與內心的平靜，也會更尊重我們所居住的地球環境，與負起保護它的責任。

總之，我非常感激能夠挖掘這無盡的寶藏，也就是趙老師的這套氣功。

趙老師回應

弗雷斯諾是最早期跟我學氣功的學生之一，因為他的耐心，能持續專心練習，所以對於氣功的體會很深。

他會將我要他觀想的結果告訴我，包括地球的不同功能、生物或物產，甚至地球的形成。在了解地球的種種狀況後，他更敬愛地球。看到地球已嚴重受毀傷，因此盡自己所能，每天清晨在他家住處附近的公園做環保，協助清除垃圾、塑膠袋。彎下腰來清除垃圾，是大部分的人無法做到的，但他為了保護地球，除了下雨天外從不間斷，真難能可貴。雖然一個人的力量有限，但只要每個人能奉獻一點點力量，關心愛護地球，像他這樣付之行動，地球的修復將可期待。

在他練習氣功時，曾經出現他母親約三十多歲時的整個模樣，很愛憐的跟他講話。他出生才九個月，母親就去世了，毫無印象。能夠見到他母親，那種喜悅真是不可言語，使他自小失去母親的遺憾頓然消失，他說練這套氣功，不知撿回多少失去的。

以前他總會擔心、煩惱工作做不完，但自二〇一〇年以來，已經沒有這些煩惱，以前工作必須花很多時間去思考的，因為現在思想敏銳，很快就能完成。例如原來要八小時才能完成的工作，現在只要五小時即可完成，且效果更好。工作雖忙，但做起來都能得心應手，不覺繁重。

記得七年前在一次聚餐會上，他說出他的心得，主要是談到他跟我學習功夫之前，看了很多有關功夫的書，書上寫的飛簷走壁，讓他很嚮往。但跟我學了之後，剛開始覺得這位老師所教的跟他在書上所看到的完全不一樣，怎麼這麼平淡，讓他有些失望。但繼續練下去，漸漸體會箇中的奧秘，才知道是有過之而無不及。

練這套「掘識氣功」能開發潛能，讓自己的專長發揮得淋漓盡致，提升心靈層次，又能修護地球，比飛簷走壁更適合現代社會的需要。

A TRAVÉS DE LA CONEXIÓN DEL CHI KONG CON EL UNIVERSO

Por Daniel dos Santos

En todas las disciplinas de nuestra Escuela se comienza por el cuerpo, con ejercicios y movimientos lentos para despertar la sensibilidad, concentración y unión entre mente y cuerpo.

Los movimientos de taichi, al principio, parecen difíciles de realizar, la mente se resiste a la idea de lentitud y relajación, nos sentimos torpes y tensos, tendemos a movernos rápido y con excesiva fuerza muscular. De esta manera músculos, tendones y articulaciones se traban lo que hace que el cuerpo se desgaste, se canse y pierda energía.

Mejoramos en la práctica cuando logramos concentrarnos en realizar un movimiento con la mente y el cuerpo relajados, haciéndolo muy lentamente y sintiendo cada parte desde que comienza hasta que termina.

Ésta es una forma de meditación: medito en un movimiento. Así comenzaremos a comprender la naturaleza y esencia del movimiento.

La práctica de chi Kong comienza con una serie de ejercicios físicos diseñados para desarrollar la concentración y abrir los canales de energía que envuelven y atraviesan todo el cuerpo. A medida que se avanza en la práctica se realizan meditaciones en movimiento o quietos, parados o sentados.

Meditamos en nuestros canales de energía, órganos internos y su relación con los órganos de los sentidos.

Meditamos sobre objetos externos como minerales, metales, montañas, ríos, mares, condiciones climáticas, regiones, países, vegetales, animales y cualquier cosa sobre la Tierra y dentro de ella.

Meditamos sobre nuestro pasado hasta nuestra infancia y más atrás, hasta vientre de nuestra madre, y más aún antes de venir a esta vida.

También meditamos sobre el universo, lo que nos permite ir a muchos lugares.

Con prácticas logramos ir armonizando el cuerpo con la mente y el espíritu, lo que nos permite comenzar a comprender la interrelación que hay entre todas las cosas, nuestra relación con los demás, con la naturaleza, con nuestro planeta, con otros planetas y con todo el Universo.

La energía que nos es propia, la energía de la Naturaleza, la energía del Universo, todas resuenan en nuestro interior, están conectadas y son una sola cosa.

La práctica interna de nuestra Escuela nos permite entender que todas las cosas materiales y espirituales emanan de una misma fuente y que cuando comenzamos a entendernos a nosotros mismos podemos proyectarnos y comenzar a entender a los demás, a la Naturaleza, a nuestro planeta y comenzar a entender un poco al Universo.

Todo lo que traté de expresar en estas pocas palabras me llevaron muchos años de práctica diaria, de concentración, esfuerzo, sacrificio y contacto constante con mi Maestro. Lo que me recuerda un viejo dicho: "Es muy difícil encontrar a un buen maestro, pero es más difícil aún encontrar a un buen discípulo". Trato de ser un buen discípulo, pero todavía me falta mucho, sigo adelante despacio, día a día sin renunciar nunca.

透過練氣與宇宙聯結（丹尼爾．桑托斯）

在阿根廷誠明會的所有拳術都是從身體開始，練慢動作來喚醒敏感度，訓練集中力來連結我們的身心。

起初，太極拳的動作看起來都很難，腦袋就會對於慢動作與放鬆有所抗拒，而感覺到身體僵硬笨拙，所以常使用肌力，而且動作很快帶過去。如此一來，肌肉肌腱及關節容易卡住，促使身體耗力、耗氣、筋疲力竭。當我們開始能夠將動作放慢，集中精神專注在我們的身體的動作時，身心皆有放鬆的感覺。

這就是冥想的一種方式，我們從這裡開始理解每一個動作的精髓與大自然的關係。

後來我也學了氣功，氣功的前幾個動作的目的都是要練習專注力與匯集體內的氣，之後可以打通包圍著我們的器官筋骨的經絡，更進一階的就是動作的冥想，觀想我們的經絡，我們的五臟六腑，觀想它們與我們感官的關係。

再來也會冥想外物，有關礦物、金屬、山河、大海、氣候，不同的區域，不同的國家，植物、動物，所有我們地球內的東西。

更進一步會觀自己的年幼時期，甚至更早以前在母體中的我，甚至這一世之前的我。

我們也會觀宇宙，拜訪不同的星球。

由這些內觀與冥想，讓我們的身心越寬暢和諧，使我們能夠更了解物與物、人與人、星球之間的關係。

練氣讓我們感覺到不同的氣──我們自己的氣、大自然的氣、宇宙的氣，都在我們身體內迴響，全都有連結，都是一體。

老師所教的內部練習讓我體會到所有事物，不論是有形與無形的，都是湧自於同樣的源頭。當我們開始了解自己之後，可以延伸認識自身以外的人、事、大自然、地球、乃至宇宙。

在這幾個字裡我所要表達的是，這些都是多年的時間慢慢累積起來的成果。每天專注地練習，規律有恆心地跟老師學習。記得有一句俗諺「找到一位好老師不容易，但是要找到一位好徒弟更不容易」。我盡量成為一位好徒弟，但是還有一段長遠的路，只要我持續慢慢地向前進，我相信我會到達的。

趙老師回應：

丹尼爾·桑多斯早期曾跟另一位來自台灣的老師學其他拳術，不到一年的時間，因為不喜歡，（應該是不投緣吧！）就轉換跑道。後來輾轉找到我，剛開始只學太極拳，一段時間後，又練氣功、八卦掌。

在所有的學生中，他具備最好的條件，即心無罣礙，這麼好的條件加上他努力的練習，終有一天會得到成就。我曾摘用佛經裡的一句為意念觀想，讓桑多斯習練，竟把他浮到宇宙天際，似乎看到了宇宙規，而特地留下來問我：「不是說宇宙無天際嗎？但我好像上了天際。」我說：「看來好像是天際，那只是第一層的宇宙，還有很多的宇宙，要不斷的往上直到窺視不得，一望無際，無崖無垠，才是大宇宙。」。他聽了才恍然大悟。俗語說「天外有天」，這話所說不假。

記得在練撥雲、撥海水時，我告訴他意識再推動氣場，使地中的濁氣分散，才不致被惡氣衝擊，而造成火山爆發、地震、海嘯等。同時跟他解說觀察星系與地球的作用，也強調氣功的修練在於與大自然結合。當內觀去連接大自然和宇宙間物態、事態的變化、幻化方能連接始終的過程。地中有多少奧秘關係著地球的生命，生長在地球上的我們，該如何來保護地球是當今之要務。他聽了覺得很高興，更加認真練習。練習這套氣功，可挽救遭破壞的大自然，期待大自然能慢慢回復到以前，或延緩遭破壞，這也是我所希望的。

他原來在陸軍學校教書，跟我學內家拳一段時間後，學校遷移至南部將近兩千公里處。他因要跟我學這些內家拳術，不想到南部，遂向學校申請調到在首都的其他單位，因為只要能留在首都，就能有機會跟我學習這些。學校也成全他的願望，將他調到首都的另一單位上班。

人與人之間的緣分，不管是好緣惡緣，都是前世或前幾世結下的。至於跟學生之間前世的因緣如何，我並不知道，但可以確定的是我跟這些學生，今生結了很好的緣，當然也希望這份好緣能持續下去，不論在未來的哪一世。

MI EXPERIENCIA CON CHI KONG

Por Davide Varela

Hace 2 años que conocí al maestro Chao en el curso que dicta de acupuntura. En las clases siempre habla de la relación del cuerpo con la naturaleza y como aprendiendo del cuerpo se puede entender sobre la naturaleza.

Esta relación me motivo a aprender Chi Kong con el objetivo de comprender mejor el funcionamiento del cuerpo y luego de la naturaleza y luego del cosmos. Los primeros 14 ejercicios que se enseñan son principalmente físicos y se repiten muchas veces. En mi experiencia realizarlos aumentó mi paciencia y la conciencia sobre lo que pasa con el cuerpo haciendo determinados movimientos o respiraciones, también tomé conciencia de partes del cuerpo que nunca había tomado. Actualmente hace un año que practico y los ejercicios que realizo son con la mente. En este período se profundizó mucho la comprensión del efecto que puede causar la mente en el cuerpo, aumentando más aún la conciencia y la concentración, que en este momento es muy necesaria para sostener a la mente lo más posible haciendo los ejercicios. Y se que me queda mucho por descubrir aún.

Por otro lado, en este año practiqué también Tai Chi y Shi Sue Kong. Cuesta saber cual ejercicio generó que efecto pero puedo decir con certeza que desde que conocí al maestro soy otra persona. Hay gente que hasta me dice que me cambió el rostro, la piel, la mirada. Me siento más alegre, más calmo, más fuerte, más claro y limpio en los pensamientos y en general las cosas salen más fácil, los problemas se resuelven con mayor simpleza. Ya noto unas cuantas cosas que en otro momento de la vida no tuve éxito y ahora las estoy emprendiendo con bastantes buenos resultados. Espero seguir en esta dirección.

我的氣功經驗（大衛．瓦雷拉）

我認識趙老師已經兩年了，剛開始是去上針灸課，在課堂上，老師都會提到身體與大自然的關連，以及我們要如何學習讓身體了解大自然。

這樣的提醒讓我想要更了解身體的運作，以及與大自然和宇宙的關係。氣功最初的十四個動作，是教我們重複一系列的身體動作。練習這些動作讓我的耐心大增，也讓我對自己的身體動作和呼吸更有意識感。到現在我練了一年的氣功，都是關於意念的練習，在這段期間加深了意念在身上的作用、效果的理解，更加強了我的耐心與意識感，因為這些意念的練習，都是需要長時間地集中精神和注意力，我知道我還有很多可探索的部分。

另外，我今年也練了太極拳和洗髓功，我很難說哪幾個動作有哪些效果，但是我敢確定地是，自從我認識了趙老師後，我變成另一個人，甚至有人說我的面相更慈祥。我的皮膚、我的眼眸改變了，我自己覺得更快樂、更平靜、更堅強、思緒更清晰、事情更容易完成。我發覺我之前無法完成的幾件事情，現在再嘗試去做，都有很好的成果。

希望我能一直往這樣的方向前進！

趙老師的回應：

時常跟學生談到今生所學的，來生亦能用，還會放大幅度，讓來生更容易學習或創造。也就是今生所學的，來生會更長進些，這是大自然的自然衍生轉化。如最早由單細胞核慢慢演進為雙細胞核，宇宙間所有一切都在演化中，我們的人生也是不斷在演化進程中。故這一世無論在甚麼階段的學習，它都會像放射性的擴大到下一世，因此人類會一代比一代美好、優秀，所以我們不管年紀的大小，都不要放棄學習的機會。

許多學生聽了這些話，改變個性，努力學習，大衛就是其中之一。兩年前開始跟我學針灸，後來加入練習氣功、太極拳、洗髓功，做任何事很有規劃，一步一步來，直到完成。

有些人做事，喜歡先講後做，但每每半途而廢，不一定會堅持下去。但他不會，總是先做好，然後才講他已經做到的，這種人實實在在。例如跟我到孤兒院當志工，結束時我們在外面用便當，他才告訴我他吃素，且已經有一段時間了。

原來就長得斯斯文文的臉，經過這些習練，改變心態後，皮膚變得光亮，看起來比以前更柔和，他媽媽對大衛能有這樣的改變，也覺得很高興。

暑假期間，許多人度假去了，他沒有去度假，跟我說他會利用這段時間，每天好好練習跟我所學的。相信他一定會遵照他所說的去做。我很高興這些年紀輕輕的學生，能將我所說的話聽進去，且確實在執行。

CHI KONG CAMBIÓ MI VIDA

Por Eugenio Fontana

Hace unos dos años y medio ya practicaba Taichi con el Maestro Chao, pero de manera no tan comprometida como lo hago actualmente, un día a raíz de la repetición de una lesión en la rodilla, me di cuenta que estaba haciendo algo mal, que sencillamente mi mente no funcionaba como yo quería (me refiero más que nada a la manera en que pensaba, sentía, a las emociones que pasaban por mi mente en general) y decidí empezar Chi kong por recomendación del Maestro para ir hacia adentro, para entender mis emociones.

Comencé la primera clase y el Maestro al mostrarme el primer ejercicio se estaba yendo, a lo que le pregunto: "Maestro cuantas repeticiones"?, y él contesta: "mil", quedé sorprendido y repregunté: "todas juntas"? Y él respondió: "Si, claro!". Habiendo escuchado esto lo primero que pensé es que aburrido, mil veces un movimiento y empecé el ejercicio.

Luego se fueron sucediendo los distintos ejercicios, algunos los sentía más, otros menos y al principio no notaba gran cambio. Luego de un tiempo empecé a notar que era más consciente de mis emociones, por ejemplo si antes me enojaba con alguien no podía evitarlo, me enojaba y listo, pero ahora ya era consciente de que podía evitarlo, me volví más optimista en mi vida, mejoró mucho mi voluntad (algo que no era una virtud en mí) sentí que la disciplina necesaria para practicar todos los días un ejercicio tantas veces empezaba a funcionar, muy de a poco, de a milímetros, pero un pequeño cambio notaba.

Luego empecé muy de a poco a notar como funcionaba el tema del manejo de la energía, y como estaba ligado al control de la mente, a los hábitos, a la comida, a la concentración, entonces también por sugerencia del Maestro Chao me hice vegetariano, ahí me di cuenta que comer alimento de origen vegetal no solo no te hace más débil, sino que además de calmar la mente y ser mucho mejor para la salud en general, a mí me hizo sentir más misericordia por todos los seres vivos, en este sentido el Maestro Chao remarca que para entender la naturaleza es fundamental este tipo de alimentación, también empecé a interesarme en las plantas, justamente para acercarme más a la naturaleza.

A veces me desanimaba porque un ejercicio por ahí no me salía como quería, pero seguía practicando, esto fue forjando en mi mente la idea de la practica constante y diaria, desarrollé la paciencia, cosa que en mí no me es fácil, así fui entendiendo que aunque la práctica no sea perfecta, lo más importante es la voluntad de hacer las cosas, me sirvió para otros aspectos de mi vida esto último, y una vez el Maestro en una clase de chi kong lo resumió de manera perfecta y dijo: "No practicamos porque es divertido, practicamos porque es necesario", eso me marcó y creo que eso resume gran parte de la vida. Luego de un tiempo comprendí que todo lo que el Maestro enseña es para entender la vida, chi kong, taichi, pakua, hsing I, Acupuntura, son todas prácticas que van en un sentido de entender la naturaleza y por ende la vida, porque nosotros somos parte de ella, se refleja tanto afuera en el universo como dentro nuestro cuerpo, como así también en nuestra mente .

Por todo esto yo agradezco infinitamente las enseñanzas del Maestro, por que sin retar, sin juzgar, solo predicando con el ejemplo él logra inspirar a mucha gente para que cambie su vida y encuentre su camino.

氣功改變了我的人生（歐亨尼奧・豐塔納）

我跟趙老師練太極拳已有兩年多的時間，剛開始沒有現在這麼投入。由於我的膝蓋好幾次都在同一個部位受傷，我發現是我自己的動作沒做好。而且許多事都不如意（我的想法比較悲觀，等等），終於決定依照趙老師的建議「往自己內心看」，開始練氣功。

第一堂課老師教我氣功的第一個動作，要我不斷地重複練習它，因此我問：「老師，要練幾遍？」他回答：「一千遍。」我很訝異地又再問：「一次練完一千遍嗎？」他說：「那當然囉！」當時我的想法是「好無聊喔！同一個動作做一千遍」，但是沒說出口，乖乖地開始練習。

接下來的幾個動作，有些做出來很有「氣」的感覺，有些則無。而且剛開始練，對我整體來說沒有任何改變。過了一段時間，我發現比較容易察覺到自己的情緒，例如，以前如果我要生氣，就無法避免，但生氣了也無濟於事。但是現在我可以提早意識到我的「生氣」，我也能避免它發出來。對於自己的人生也變得樂觀、積極（我一直以來都很懶散），我發現這個一天要練幾次的紀律開始出現效果，即便是如一毫米的微細，但是看得出一些改變。

有時我會因為某個習題做不出來而感到沮喪，但是我還是逼著自己要每天練習，增強了我的毅力與耐心。雖然起初對我來說不容易執行，但是我理解到，即便我做不出習題或者做得不完美，最重要的是做事情的動力，這對我的人生的其他方向也有幫助。

有一次趙老師在我練完氣功時說了一句很確實的話：「我們不是因為覺得好玩而練習，是因為需要而練習。」這句話對我的人生影響深遠，我理解到老師所教的氣功、太極拳、八卦掌、形意拳、針灸課等，無不是讓我們更了解大自然與生命，而這些教導讓我受益良多。我們都是這世界上的一份子，大自然的生態不僅在外反映在這地球，在內也反映在我們的人體裡，甚至我們腦海裡。

因此，對於老師的教導我無限感激，他不會用罵的，也不做批評，只是以身作則，啟發了許多人改變他的人生，找到他的目標。

趙老師回應：

人的耐心是可以培養與訓練的，這套「掘識氣功」第一、二個動作，要求學生做一千下，其實並不需要很多時間。但因現代社會所追求的快速度，讓人們本應具有的的耐性消失了，因此乍聽做一千下，感覺上好像很多；但只要放鬆心情練習，除了能展現動作的效果外，同時也是訓練耐心的開始。

尤其對歐亨尼奧，這位在電視台工作的人來說，一切都講求「快」，當開始聽到一千下，我發覺他愣了一下，之後才開始硬著頭皮練習。要跟我學習，就得遵照我所要求的，何況這裡是耐心的訓練場，把心安下來，耐心就來了。

發心容易恆心難，有些人剛開始練習氣功時，抱著堅定的心來練習，但缺乏耐心與毅力，一段時間後就無法再繼續，那是因為沒有將心調適好。也有遇到動作做不好就放棄的，對這些學生，我覺得很可惜。如果抱著好玩，想試試看的心態來練習，這樣的學生終究不會持久。所以我跟學生說過，練氣功要持有「我必須」練習的心態，因為我「需要」它來提升心靈層次，才會得到成果。

因為歐亨尼奧的堅持練習，經過一段時間後，我發現他變得有耐心了，不只是耐心，還有愛心與毅力。例如在他母親開刀後，每天細心、耐心地幫母親擦拭傷口換藥。在談話中，他會告訴我他的目標，一旦目標確定，我發覺他真的以他的耐力與毅力，一定要將它完成，不管遇到任何挫折。

很高興他有這種好的改變，也見證氣功對他的工作、心靈層次都有提升的效果。

EL CHI KONG COMO CAMINO DE CRECIMIENTO PERSONAL

Por Dr.Ariel Yablon

En esta nota querría compartir mi experiencia en la práctica del chi kong como camino de crecimiento personal.

Para hacerlo voy a tener que, ante todo, reconocer un problema: así como es imposible transmitir con exactitud el sabor de una fruta a una persona que nunca la ha probado (¿qué gusto tiene realmente un durazno?), tampoco es posible comunicar en forma precisa las sensaciones que se perciben en la práctica del chi kong. Todas las palabras que usaré aquí para aludir a ello ("crecimiento personal", ¨realidad profunda", "energía del Universo", etc.) son elusivas por naturaleza. No por nada el primer poema del Tao Te Ching de Lao Tzu dice: "El [Tao] Camino que se puede nombrar no es el verdadero Camino".

Hechas estas salvedades, voy a intentar explicar los beneficios que he recibido gracias a la práctica del chi kong del Maestro Chao. Ante todo, el chi kong me ha conectado con la realidad que me rodea a un nivel más profundo que el que yo conocía hasta entonces. Como la mayoría de la gente, suelo procesar la realidad cotidiana con aquello que los budistas denominan la "mente de mono", es decir, un estado en el que la mente salta de un pensamiento a otro sin orden ni control y que repite patrones, ideas e imágenes incesantemente. Como leí alguna vez acerca de este estado de la mente: "Si alguien que yo no conozco se sentara a mi lado y comenzara a hablarme como yo me hablo a mi mismo, pensaría que esa persona está loca".

Por el contrario, el chi kong me ha ayudado a centrar mi mente y gracias a ello a comenzar a percibir diversos planos de la realidad desconocidos para mi habitual "mente de mono". Como dice el Maestro Chao, en el Universo existe una gran cantidad de energías con diferentes frecuencias a las que accedemos cuando nos concentrarnos profundamente. En las ocasiones en que mi práctica fue satisfactoria tuve la sensación de captar diversas energías sutiles, como si mi cuerpo fuera un conductor por las que éstas pasan, y en el proceso, aumentan mi energía.

Sin embargo, esas sensaciones, en sí agradables y energizantes, no han sido el principal beneficio que he recibido del chi kong, si no que fueron la puerta por la cual he accedido a una comprensión más profunda de cómo enfrentar los desafíos de la vida cotidiana en forma alineada con las fuerzas que rigen la acción de todos los seres vivos.

Voy a intentar explicarme. El Maestro sugiere una forma no convencional de resolver los desafíos importantes de la vida. En vez de confrontarlos directamente, el Maestro enseña que es preferible primero practicar chi kong más tiempo y con más empeño. Es importante entender que el Maestro Chao no prescribe ésto para evadirse de los problemas sino, por el contrario, para encararlos mejor. De esta manera evitamos lanzarnos a la batalla antes de estar plenamente preparados para ella.

En mi experiencia esta prescripción particular tiene una explicación obvia y otra más difícil de aceptar a simple vista.

La más obvia es que la práctica del chi kong nos da energía y capacidad para tomar distancia y mirar con perspectiva el problema que tenemos enfrente. Tengo presente diversos momentos de mi vida en los que discusiones laborales o domésticas fueron resueltas satisfactoriamente porque no las encaré con la carga de enojo y excesivo apego con que las solía enfrentar en el pasado.

La explicación menos obvia es que la práctica del chi kong no sólo aumenta nuestra energía y claridad mental sino que también produce efectos positivos en forma indirecta y aparentemente misteriosa.

Me ha encontrado en ocasiones con situaciones personales complejas que parecían no tener una solución a mi alcance y que me sumergían en una gran frustración personal pero que, luego de un tiempo de práctica intensa, se resolvían "solas". En una ocasión, por ejemplo, me llegó una oferta de trabajo por parte de alguien a quien no veía desde hacía veinte años para una posición en un área que yo no consideraba profesionalmente en ese momento. Pude así resolver la insatisfacción que estaba sintiendo desde hacía tiempo en mi trabajo y comenzar otro que cumplía mis expectativas de manera que no había podido anticipar de antemano.

Es cierto que no hay forma de probar con los métodos de la ciencia convencional que la práctica del chi kong colaboró en producir este resultado positivo. En la lógica occidental esta explicación se considera una "falacia de causalidad falsa", es decir, una forma de razonamiento equivocada que explica un fenómeno por la previa aparición de otro fenómeno ("el gallo siempre canta antes de la salida del sol, el sol sale al amanecer, por lo tanto, el canto del gallo produce la salida del sol"). A esta objeción le respondería que el hecho de que la ciencia no pueda encontrar vínculos entre la práctica del chi kong y la resolución "misteriosa" de problemas no quiere decir que este vínculo no exista, sino que quizás ese vínculo es de un nivel de sutileza que no es posible descubrirlo con métodos convencionales. Existen numerosos ejemplos de que este enfoque ha llevado a la ciencia a desconocer fenómenos cuya explicación desafiaba los conocimientos de la época.

De cualquier manera, no hace falta creer en este último punto para apreciar los beneficios del chi kong. Este es una herramienta flexible y plástica, no un fin en sí mismo. Como tal, nos ayuda a encontrar nuestro propio camino, el cual es simultáneamente único y universal.

Con humildad agradezco al Maestro Chao su generosidad para enseñarnos a recorrer este camino en cada uno de los actos de nuestras vidas.

氣功——我的成長路程（阿力治．謝伯朗）

我寫這篇文章，想與大家分享我練氣功，讓我成長的經驗。

在分享前我必須提出一個問題：如同一個人沒有嘗試過水果，就沒有辦法準確的描述那水果的味道（水蜜桃到底是什麼的味道？）。沒有練過氣功的人，也沒辦法明確的傳遞練氣功的感覺。我在這篇文章所用的詞（「個人成長」、「深刻的現實」、「宇宙的能量」等等），都是難以了解的。老子的道德經第一章：「道可道，非常道」不是沒有道理的。

分享這些注意事項之後，我試著解釋由趙老師教導的氣功所帶來的好處。首先，因為氣功，使我更深層次的認識週遭的環境。跟一般人一樣，我的腦袋處理日常生活的方法，如同佛教所用的詞叫「猿猴的腦」，也就是說思緒會跳來跳去，沒有先後順序，不受控制，無限的重複影像與思考的模式。如同我有一次看到一本書上提到關於心的狀態：「如果旁邊坐著一位我不認識的人對我說話，就像自己對自己說話，我會認為那個人是個瘋子」。

相對的，氣功幫助我能夠專注，也因為專注讓我這「猿猴頭腦」可以接收到原本未知的現實生活中的不同層次。如趙老師所說：「在這宇宙中有大量的不同頻率的能量，是在我們很專注的時候可以接收到的。」有時我練得自覺滿意的時候，可以感受到我的身體如一個導體正在接收微量的能量，而在這過程中我自己的能量會增加。

但是這些舒適與有能量的感受並非練氣功主要的好處，真正的好處在於我建立了一條通道，可以更深入地去理解日常生活中的挑戰，並且與所有眾生一樣，去面對這些挑戰。

我試著解釋一下，趙老師建議不要以常規的方式，去解決生命中重要的挑戰。老師教我們可以先勤練氣功之後再去面對問題，而不是一碰到挑戰就馬上去處理它。很重要的一點是，這樣的處理方式並不是教我們逃避問題，而是讓自己靜一靜，儲備能量之後才能有更好的處理方式，如此一來我們就可以將問題處理的較圓融。

老師的這個「獨特處方」，有一個淺顯易懂的解釋及一個乍聽之下不易接受的解釋。

第一個解釋是說練氣功可以提升我們的能量，並且有能力跳出來，從不同角度去看待事情。在我生命中有幾次的吵架，不論是在家庭裡或工作上的，用這方式都有令人滿意的結果，因為我已經不像以前充滿怒氣，對過去的事情能看得開，不再依戀。

另一個較不明顯的解釋是，氣功不僅增加我們的能量，讓我的頭腦更清晰，也會間接的產生正面的效果，而且看起來很不可思議。

我曾經有幾次碰到複雜的個人問題，看似無法解決，令我很沮喪，但是當我勤奮的練氣功之後，那些問題好像「自動解決了」。例如有一次，一個二十年沒見面的人突然提供我一個新的工作機會，要我在一個當時我自認為還不夠專業的領域上任職，對我來說是個好消息，如此一來我就結束了一個令我不滿意已多時的工作，並且開始一個新的、符合我的期望的工作。

氣功所帶來的正面效果，的確是難以用科學的常規去證實的。在西方邏輯這個解釋叫作「假因果謬誤」，也就是說，它是一個錯誤的推理方式，以一個已出現的現象去解釋一個新的現象（「公雞都在日出時啼叫，因此，公雞的啼叫會帶來日出」）。對於這個異議的回應是，科學無法找到「練氣功」與「神秘式的解決問題」

之間的關連的事實，但不表示這個關連不存在，而是這個關聯微妙到無法用常規方法去發現它。已經有許多例子告訴我們，常規的方法已導致科學無法解釋一些當時發生的知識現象。

無論如何，不需要相信我所提的最後這一點，才能欣賞氣功的好處，它是一個具柔性與彈性的工具，不是目的本身。身為工具，它可以協助我們找到我們自己的道路，既獨特又通用的一條道路。

趙老師的回應：

每天都有患者或學生示現給我看，或講給我聽他們所遭遇的狀況，或練習的心得分享，這些都是給我的啟示，是激發我對人生看法的原動力。學生所問的，不外是工作或家庭、身體健康問題，這幾乎是大家所共有的，而且是長期以來的問題。這三個問題最大的癥結都出於自己，只要自己改變了，事情就容易解決。

阿立治在美國拿到博士學位後，回到阿根廷，開始跟我學氣功時，已經在大學任職。在一次談話中，曾感慨的表示，即使學歷再高，但精神生活很缺乏。他有一份令人羨慕的好工作，家庭融洽，但心裡會覺得空虛。我告訴他，人生除了有豐富的學識外，還需要有理智的見解，靈性高，以慈悲為懷，愛心廣被，以天下蒼生為己任，才是豐碩的人生。自此他對靈性的追求開始萌芽，開始加強練氣功。

以前的他較容易生氣，人在生氣時講出來的話，或一時衝動所做出來的事，有時會讓自己後悔一輩子。所以學生如果跟我分享他的困難，我會勸他稍安勿躁，好好練氣功。因為練氣功之後，能將心沉澱下來，就會有海闊天空的感覺，能將事情處理的更圓融。

由於心態上有很大的改變，不再執著，能改變自己，放下身段，為人處事更圓融，不僅在工作上，也改變家庭之間的磁場，幸福美滿。每聽他高興的跟我分享時，那種欣慰的氣氛，自己聽了也很高興，同時也自我提醒，幫人解決困擾是自我提醒的最有效方法，因教人做自己也必須做到。

PRACTICAR CHI KONG MEJORA EL CUERPO

Por Ofelia Quintana

hace 11 años , padeci de un carcinoma de mama, mama izquierda , fui operada , fue mi primera y unica operacion hasta la fecha , me extrajeron9, ganglios, y el tumor , con tratamiento invacibo ,de quimioterapia y rayos , me repuse muy bien en todos estos años no me enferme , solo algun leve resfrio , nada serio , pero el brazo izquierdo quedo insencible, por mucho tiempo ,fui recuperandome lentamente, con mis clases de yoga y paciencia , pero con las practicas de respiracion , de chi kong, comence a sentir un fuego muy intenso internamente, y le comente al maestro , la sensacion era que recien comenzo la sanacion de toda la parte interna , fue algo maravilloso , tomar conciencia, de mi cuerpo , era practica es beneficiosa para todo el cuerpo, fue unas de las tantas experiencias del Chi Kong , MUCHAS GRACIAS

練氣調身體（歐菲莉亞．金塔娜）

十一年前我得了乳癌，在左胸，我接受了侵入性治療—乳房手術及化療電療，取出了硬塊以及九個淋巴結。那是我有生以來唯一的手術，我恢復得很好，除了幾次輕微的感冒之外再也沒生過病。

但是我的左臂卻因開完乳房的刀後失去了知覺。過了很長的一段時間後，透過瑜珈和耐心，才慢慢地有一些改善。開始練氣功之後，我感到左手臂裡頭有一股很強烈的，像火一樣的在燃燒著，於是我把這情況告訴老師。他說：「這是身體開始自動調整的徵兆」。這是我練氣功有些體會的其中一例。

雖然我才開始練不久，但是我知道我在培養我的耐心，慢慢地改變我的性格，從焦慮、嚴肅到變得柔軟些。我知道有這些改變是因為我的心比較平靜了，能夠察覺到自己的身體在變化，而且能夠不吃藥物而讓自己的能量變得更好，都是很美好的事。我很感謝趙老師讓我有機會能夠練氣功，感謝他的耐心與教導！

趙老師的回應：

因為皮膚敏感，無法服用西藥，因此歐菲莉亞不論有任何症狀，必須尋求自然療法，因而冬歸、黃耆、菊花等，都是她必備的中藥。

也因此她學了針灸，做瑜珈、花精療法，雖然已近退休年齡，但只要時間和金錢允許，她都很認真學習。

皮膚的敏感，造就她另一方面的成就，但也需要肯用心學習。就像學氣功，雖然動作不是做得很好，但她很專心練習，像大部分的學生一樣，心能靜得下來，即使旁邊有人講話，她仍然照常練習她的，一點都不受影響。她的左手臂在她認真練氣功之後，已經恢復了知覺。

每年夏天的假期，大部分的人度假去了，她留在家。等秋天度假的人少了，就當起背包客，到不同的省份，與她的腳踏車一起搭乘一千多公里的火車，找個小鎮住下來，每天騎腳踏車到處遊，看到適合、景色優美的地方，就下來練氣功，逍遙自在。

背包裡面裝的，除了午餐外，冬歸、黃耆煮的水是少不了的。以一個月的時間度假，每次回到首都，皮膚雖曬得黝黑，但看起來精神更抖擻，身體更健康了。

不管年齡的多少，永遠保有那份年輕的心最重要。不斷地學習，保持身心健康，這才是人生啊！

PRACTICAR CHI KONG ME HACE LA MENTE MÁS SENSIBLE

Por Matias Jesus Scotti

Hace un año que practico con el Maestro Chao , chi Kong. Previamente practique Kung fu, taichi chuan y chi Kong con otro maestro, unos 12 años con alguna interrupción en los primeros 5 años y con frecuencia diaria los últimos.

Conocía a algunos alumnos del Maestro y me parecían todos buenas personas, practicantes muy serios, con dedicación diaria a la práctica y me llamaba la atención, "cómo será practicar con el Maestro?"

Finalmente me animé y comencé a practicar chi Kong, las sensaciones en el cuerpo fueron bastante diversas al principio, en los primeros ejercicios me costaba sentir bienestar, algo que esperaba que suceda, ademas me desconcentraba facilmente.

A medida que fui sumando días de práctica el bienestar llegó, fundamentalmente en el cuerpo. Empecé a sentir algunas partes del cuerpo de distinta manera, mas consciente, mas presente, movilidad en distintas "capas". Sentía como el cuerpo se acomodaba e iba tomando conciencia de las desalineaciones por resolver.

En la vida cotidiana, soy estudiante de Produccion Vegetal organica en la universidad de Buenos Aires. Siempre me daba la sensacion que a ese conocimiento académico le faltaba algo más, algo espiritual, de coneccion más sensorial con la naturaleza. En mi búsqueda me tope, fuera de la universidad, con los Libros de Rudolf Steiner, donde habla entre otras muchas cosas de el conocimiento intuitivo, espiritual, de una Ciencia espiritual.

Fue cursando una clase de Apicultura (Abejas y productos de la colmena) que, cuando la profesora explicaba cómo las abejas entran a las flores para recolectar nectar, el polen se les pega en el los pelos de todo el cuerpo, que luego juntan con sus patas. En ese momento imagine esa situación pero no desde el lugar de observador, sino más bien desde dentro de la abeja, como si yo fuera una y sentí en mi cuerpo sus pelos, el interior de la flor, su oscuridad, su forma...Podría ser sólo producto de mi imaginación pero nunca lo había sentido tan profundamente y tampoco me había puesto en primera persona con otro ser vivo. Estoy seguro que ese acontecimiento fue producto de mi práctica con el Maestro Chao.

Otra anécdota que me sucedió este último año, asocie una paloma en la calle con un pez de un acuario, como si ambos animales fuesen parte de lo mismo, ambos dentro de un fluido, uno aire y el otro agua, moviéndose de manera muy similar. Fue un destello de entendimiento, creo yo, me cuesta ponerlo en palabras, como si de repente hubiera entendido esas dos realidades, tan distintas y similares al mismo tiempo.

En el cuerpo fueron diversas las sensaciones, por supuesto bienestar, pero además conciencia, de la parte motora, brazos espalda, piernas, pero además de diversos órganos. corazón, latidos, sentía como latía mi corazón,su movimiento, el calor de mis riñones, la sangre....

氣功讓我思維更敏銳（馬蒂亞斯·耶穌·思科蒂）

我跟趙老師練氣功有一年多的時間，在這之前有十二年的時間跟其他的老師練過其他功夫、太極拳與氣功，其中最初的五年是間斷性的，後七年是每天練功。

我認識了趙老師的幾位學生，看起來都是心地善良，並且勤奮地每天練習老師所教導的技巧，因此引起我的注意，產生了「跟趙老師學習會是什麼樣的情景？」

終於有一天我鼓起了勇氣開

始跟趙老師練氣功，起初身體上的感受五味雜陳，出乎我的意料，氣功的前幾個動作很難讓我感覺到舒適，而且我很容易分心。

當我越練越勤的時候，終於開始體會那舒適感，尤其是在身體上。我開始察覺到身體有不一樣的感受，讓我更清楚地意識到各個部位，更有活在當下的感覺。我不僅可以感受到體內「深淺層」的個別活動，我更能意識到肌肉骨骼錯位的部位，並且體會到它們如何慢慢地、自動地復位。

我是布宜諾斯艾利斯大學有機蔬菜生產系的學生，我總覺得我所接收到的學術知識，少了精神方面，或是缺乏與大自然感覺上的連繫，我尋尋覓覓地在課外找到了魯道夫．斯坦納（Rudolf Steiner）的書，裡面寫了許多直觀，精神的概念，所謂精神上的科學。

當我上到了養蜂業（蜂與蜂房的產品），教授說明蜜蜂是如何進入花內取蜜，花粉如何黏在牠們身上，之後用腳去收集花粉等，我突然可以從一隻蜜蜂的角度去想像這些過程，而不是從旁觀者的角度，我感受到了花蕊，進去裡面時的黑暗，好像蜂毛長在我身上似的。這有可能只是我的想像，但是我從未有這麼深入、這麼細微的感受，我也從未將自己置身在別的生命裡，把別的生物當作第一人稱，我很肯定的說，這事件一定與我練趙老師的氣功有關。

值得一提的另一則軼事，也是最後這一年發生的，我連結了一隻在路上的鴿子與在水族箱裡的魚，猶如這兩隻動物都屬同一種東西，都在同一個流體。一隻在空中，而另一隻在水中，很相似的活動著，我覺得靈光一閃，卻很難以言語說清楚，好像突然領會到那兩個不一樣現實卻同時又很雷同。

我的身體有著不同的感受，除了舒適感，更重要的是覺知，覺知我的運動系統如手臂、背部、腿，察覺我的各個器官，我的心如何跳、我腎臟的熱氣、我的血……等等，這些都是練氣功的收穫。

趙老師回應：

馬蒂亞斯運用跟我所學的氣功，融入在功課方面，如蜜蜂採蜜，這是以自己所學，來分享的例子。許多學生將氣功融入在工作上、情緒上，學業上或其他方面，都得到很好的效果。

天上飛的鳥和水中游的魚，一般會認為是兩碼子事，互不相干。但若以整個大自然的現象來描述，則是一體的。鳥飛，翅膀振動也揮動了空氣，波動電磁波，促使電磁波產生了感應與聯繫，讓大自然的脈動不會止息。魚在水中游也是同樣的作用，不僅傳導電磁，揮動水波幫助其他動物、生物，得到了均衡的氧氣，這對大自然都會產生作用。

一滴水滴到大海裡也會產生效應，但因慢而細微，無法馬上感覺到直接的衝擊力，須經過一段時間後才會產生效應，所以讓我們很難察覺。如地殼的移動，很細很慢，要經過百、千年後才會發覺有移動的現象。

馬蒂亞斯跟我練氣功才一年多的時間，已經能意識到飛鳥與魚游產生的相同作用，這是不容易的。

第一次來上課，我問他讀哪個科系，他說是布宜諾大學農業學系，我鼓勵他好好讀，這將是未來的熱門科系，尤其是有機農業。

各種蔬菜、水果等植物的根，分泌各種不同的汁液，滲入地層裡混合與分解，成為各種礦物質，在地層裡循環供需，是自然的循環系統，不僅供給萬物，還有互補作用。

幹、莖、葉、花、果具平衡作用，最重要是對溫度的調解，以及大氣層的疏、密和諧，這都是自然生態的循環現象。由於科技的發達，農產品的轉基因改造，促使蔬果碩大鮮美，看起來很令人喜歡；可惜它們在種植過程中，已經違反了自然生態的自然生息。不僅蔬、果失去它的本質味道，更糟糕的是根部分泌的汁液，已不符合形成各種礦物質的成分。因此影響土壤，可能導致氣候變遷，造成礦物質、石油等礦產的缺乏。

年輕人有這份心，對地球、環境的保護多關懷，是現在社會所需要的。只要人人能愛護地球，就不用擔心海平面上升、溫室效應、極端氣候的問題了。

PRACITCAR CHI KONG MEJORA MUCHOS ASPECTOS DE MI VIDA

Por Federico Nicolás Winniczuk

Comencé practicando taichi chuan con el Maestro Chao y más tarde abordé la práctica de chi kong. Recuerdo que cuando practicaba solamente taichi chuan sentía los detalles de la forma de una manera muy diferente. Lo que genera la práctica de chi kong es comparable a pasar de ver un gran telar a entrar en cada punto que lo compone como si lo viéramos a través de un microscopio, básicamente amplia la concentración de una manera muy profunda.

Desde un primer momento me sorprendió sentir la energía en el cuerpo, había tenido otras experiencias practicando chi kong y nunca llegué a sentir lo que recuerdo que sentí en la primera clase con el Maestro, eso me hizo pensar que estaba en el lugar indicado entonces continué …

Lentamente fui entendiendo aquello que el Maestro siempre dice:_ "...al igual que nos bañamos todos los días debemos limpiar nuestra mente". Esta practica de aquietar la mente trae consigo diversos beneficios no sólo a nivel marcial (observar mejor los movimientos, ser más exacto en la ejecución de las aplicaciones, practicar buscando los detalles) sino a nivel personal. Me enseña a escuchar mejor a las personas y a poder decir lo importante en el momento necesario, allí cuando el otro está abierto para recibir el mensaje, y si no lo está dejarlo pasar y esperar un momento más oportuno.

También como estudiante de música siento cambios en mi percepción del estudio. Recuerdo que un día viajando en el subte cerré los ojos y pude visualizar con mucha claridad los acordes y escalas que estudiaba en ese momento, ver y sentir sin la necesidad de tocar el instrumento aceleró mi proceso de aprendizaje porque cuando llegaba a casa y tenía contacto con el instrumento mis manos sentían que ya habían estado tocando durante un tiempo largo (me sentía cómodo desde el primer contacto), es decir que el estudio se volvió más eficiente: utilizaba menos tiempo para aprender lo que antes me llevaba más horas.

A nivel laboral como docente en ejercicio fui aprendiendo a decir a mis alumnos las palabras justas para motivarlos a cambiar desarrollando su capacidad interior, entendí que el objetivo es conectar con la necesidad de crecimiento inherente al ser humano. Permanecer en un ejercicio hasta sentir su profundidad sin tener la obligación de aprender "a los saltos", darse el tiempo para sentir cada paso valorando mucho la simpleza de los ejercicios básicos como piedra fundamental del aprendizaje. A su vez tomé consciencia de mi responsabilidad como músico, del mensaje que quiero transmitir a quien me escucha y la posibilidad de tranquilizar a las personas que viven momentos cotidianos de mucho stress.

Por último quisiera decir que la práctica diaria de chi kong me ayuda a ver con más claridad las decisiones correctas y saber dejar pasar aquello que no es de importancia, así que te deseo buena práctica paciencia, diciplina y concentración...

練氣讓我的一切更得心應手

（費德里科．尼古拉斯）

我跟著趙老師先開始練習太極拳，一段時間之後才練氣功。記得當我只學太極拳時，對於太極拳所需的動作細節無法很專注。開始練氣功後，如同把視線從看一整面布，調整到看布面上的每一條線與線之間的空隙，好像是透過顯微鏡看東西，需要更深的專注力。

我很訝異能夠在開始練氣功的第一堂課就感覺到氣，之前跟其他的老師練過氣功，但從沒有這樣的感覺。我在趙老師的第一堂課上所感覺到的氣至今還歷歷在心，我知道來到了正確的地方，於是我繼續跟趙老師學習。

慢慢地，我開始理解趙老師經常說的：「我們必須清淨我們的心，如同我們每天洗澡一樣。」這個使我們的心能平靜的修練，不僅在武術方面帶來好處，（對於動作的觀察力更好，運用所學的技巧更準確，練習時更注意細節）。在個人方面也一樣，老師教我更用心傾聽別人，在對的時候說出正確的話，當對方還沒準備好要接收訊息時就耐心的等待時機。

身為音樂學者，練習氣功對研究音樂方面也有很多幫助。我記得有一天搭地下鐵時，我閉上雙眼，就很清楚的看見了我當時在學的和諧語音階，那時有一股衝動要趕快將它在樂器上彈出來。當我回到家彈出旋律時，在我手指上感覺到有一種練習很久的熟習感，也就是說，比起練氣功之前，我不用花那麼多的時間來學習。

在工作方面，身為一位教師，練氣功讓我學習如何在對的時間說出一些激勵學生個人內心發展的話語。我了解到我教學的目的，是連繫人類內在成長的需要，停留在一個習題直到感覺出它的深度，不需要逼自己用「跳躍式」的方式學習：給自己一點時間去感受每一個步驟，去重視每一個基礎習題的重要性，因為它們是學習的基石。同時我也意識到身為音樂家的責任，我所想要傳達給聽眾的訊息的責任，以及我想為那些因日常生活所受到壓力的人們帶來一些寧靜的時刻。

最後，我想告訴大家，每天練習氣功，幫助我更明確地知道哪些是正確的決定，知道要放下那些不太重要的事。最後，我會好好的練習，用耐心、紀律與專注。

趙老師回應：

年輕的費德里科跟我學太極拳一段時間後，我看出這學生很實在，很具謙卑、恭敬心，於是答應他可以開始學氣功。他也很珍惜這得之不易的學習機會，認真練習。

看得出他對我所教的氣功很滿意，且深具信心；對這樣的學生，我會盡量找出時間與他對談。

對談內容不僅在氣功方面，還有其它，如他告訴我許多次練習的感受，對他的專業有很好的改變，彈小提琴的旋律更為優美。由於他是音樂工作者，練氣功之後，覺得樂器的彈奏比以前出現更清晰的音質，有時利用搭車或等車的時間練觀想彈奏，覺得那音質的優雅是從來沒聽過的。

我跟他說過的話，他也會拿來運用在教學方面。他曾跟我分享他的學生對他說的話：「老師現在講話跟以前不一樣了，變得更有深度，富含哲理。」一個人生活、感情方面遇到問題也會告訴我，問我的看法如何。

他能運用我教他的氣功的方法，用在音樂教學上，不要求學生以跳躍式的方式學習，而是要給自己一點時間，去感受每一階段的學習過程，這樣的學習方式才能徹底的深入。

了解自己教學生的使命以及對聽眾所要傳達的，所以他年紀雖輕，但能有這種責任使命，誠屬不易。

這種學生，心念單純，故能專心練習，將來前途不可限量。

La experiencia de chi kong -- Dibuja una sonrisa de felicidad en el rostro

Por Dario Quiroga

Al empezar a practicar chí kong emocionalmente era muy impulsivo, me enojaba fácilmente. buscaba poder realizar proezas físicas ,como romper ladrillos de un golpe y poder soportar castigo físico sin recibir daño ,como se muestra en algunos videos de internet.

Con el paso del tiempo y la práctica ya no busco realizar esas proezas físicas, ya que me dÍ cuenta que eso es buscar algo totalmente superficial para buscar maravillar a la gente y lo único que obtendría es aumentar mi ego y lo importante es tener un carácter humilde. Ahora entiendo que ésta disciplina es para mejorar el carácter y ser una mejor persona y llevar la práctica a un nivel más profundo que es el espiritual.

Por otra parte nunca fui de comer mucha carne y desde hace más de dos años no consumo ningún tipo de carne y tampoco huevos de forma definitiva. Ya que se despertó en mi aún más el amor y la compasión hacia los demás seres vivos y encuentro innecesario tener que matar a otros seres para alimentarme habiendo en la naturaleza frutas, verduras, legumbres, etc. que proporcionan los nutrientes necesarios para la salud del cuerpo.

Entiendo que las formas físicas pueden ser diferentes pero el alma es una, por lo tanto además de hablar con las personas uno puede comunicarse con los animales, plantas y todo lo que tiene vida. Un ejemplo de esto que digo: tuve una perra llamada mandy que al llegar a la vejez ya no podía valerse por sí misma y mi madre y yo teníamos que ayudarla para todo, recibiendo atención veterinaria y todo no logró mejorar. Veía que estaba todo el día tirada en su cama(en el último tiempo solo consumía agua que le dábamos con un gotero) físicamente casi no tenía músculos, además tenía unas heridas abiertas en sus patas traseras. En fin pasó por mi mente la idea de la eutanasia , algo que jamás creí que haría. Pensaba todo el día si llevar a cabo ese procedimiento o no ya que la veía sufrir, entonces le comenté al Maestro Chao sobre mi dilema y él me dijo que le hablara, le explicara la situación y luego le preguntara si ella estaba de acuerdo. Le hice caso y luego de hablarle y explicarle como responderme que sí y como responderme que no, pasado unos segundos, ella me miró, subió y bajó la cabeza repetidamente y me dió su pata y para mí, eso fue una afirmación sin duda alguna. No fue una decisión fácil llevar a cabo la eutanasia. Cuando el veterinario aplicaba las inyecciones yo tocaba su cuerpo, y mientras recitaba el mantra internamente, sentí paz en mi corazón, sabiendo que ella sabía lo que pasaba y me daba su aprobación y dejó de sufrir.

En lo que respecta a mi carácter ahora pienso si conviene o no conviene intervenir antes de actuar, trato de tomarme las cosas con calma y mi familia y amigos me notan más equilibrado emocionalmente. Tengo mayor concentración , observo más los detalles y presto mayor atención a la respiración.

El Maestro algunas veces me cuenta cosas que se pueden lograr cuando uno está avanzado en la práctica del chí kong y me gustaría vivir esas experiencias, pero se, que llegue a ese nivel o no, voy a seguir practicando chí kong , porque más allá de todo me hace bien , lo siento en mi corazón.

Al practicar los ejercicios tengo diferentes sensaciones : mucho calor, mucha energía, fuerza, concentración, siento como que algo en el interior de mi cabeza se abre, también tengo una sensación de felicidad que hace que se me dibuje una sonrisa en el rostro y se me suavice la mirada.

Recuerdo una de las tantas frases que me dice el Maestro: Cuando uno planta una semilla, el fruto no sale en el momento, práctica y paciencia.

Gracias a dios por haber conocido al Maestro Chao Piao Sheng.

氣功的體驗－臉上畫出幸福感的笑容（達里奧．基羅加）

在我剛開始練氣功時，我很不容易控制情緒，容易浮躁、易怒。我原本的目的是要練到能夠表現出特異功夫，如一拳破磚，或是接受一個身體的懲罰但是絲毫不受損傷，就像在網路上可以搜尋到的影片一樣。

當時間過去，氣功也練了一段時間，我已不再追求表現外在實力，我發覺那是很膚淺的東西，只有讓人看了感到驚豔，也只會讓我增加傲慢心。我所追尋的是改善我的人格習性，成為一個更好、更謙卑的人，讓我的心靈層次提升。

我原本就很少吃肉，到現在已有兩年的時間不碰肉類與蛋了。原因在於氣功讓我增長了對於他人或其他動物的同情或愛，我已經不需要透過殺生、取牠的肉來滿足我的口慾，我人體所需的營養是可以從蔬菜、水果、豆類來攝取的。

我了解物理型態可以呈現不同的樣貌，但是靈魂是同一個。因此除了能跟人溝通之外，我們還可以跟動物、植物、所有的生物溝通。我舉一個例子：我曾經有一隻叫曼蒂的母狗，到了老年的牠身體已虛弱到無法自理生活，即便我與母親幫助牠，帶牠接受獸醫的治療，仍然無法改善牠的狀況。看它牠整天躺在床上，最後只能以滴管餵水，瘦得皮包骨，後腿有傷口，但因營養不良癒合不了。我看著牠痛苦的樣子，我從未想過的安樂死的念頭突然從我腦中出現。我想了又想，猶豫了很久，到底要不要執行安樂死？要看牠繼續痛苦的「活著」，還是讓牠安樂死，結束這一段痛苦的生命？我向趙老師提起我的困擾，他建議我跟曼蒂溝通，告訴牠的情況與我的想法，看牠同不同意。於是我跟曼蒂講話，教牠如何回應要或不要？過了幾秒鐘，牠迅速地抬起了頭看我，又低下頭，將前腳伸出來給我，無疑的是一個「要」。決定讓一隻陪伴多年的寵物安樂死是不容易的，當獸醫將藥物注射到牠的血管時，我撫摸著牠的身體，默念著咒語，我的心是平靜的，因為我了解牠知道正在發生什麼事，並認可我這麼做，到最後身體已不再受折磨。

至於我的性格，現在的我不再那麼衝動，我會先想適不適合介入，我盡量平靜地看待每一件事。我的家人與朋友都察覺出我的情緒比較穩定。我的專注力也提高了，可以注意到更多的細節，平時更關注在我的呼吸上面。

老師有時會告訴我氣功的境界，練習較久的學生有什麼樣的經驗。我希望達到這樣的境界，但是不管達到與否，我仍然會繼續練習，因為我打從心裡知道練這套氣功的好處。

我練習氣功時會有不同的感受：很熱、很多氣、力氣、專注力，有時感到好像頭內正在打開，還有幸福感在我的臉上畫一個笑容，讓我的眼神更柔和。

記得趙老師曾經講過的一句：「當一個人播種，果實不會馬上出現，是需要灌溉（練習）與耐心的。」

非常感謝上帝，讓我有機會認識趙老師。

趙老師的回應

達里奧跟我學氣功的十四個動作後，因工作的關係，兩年的時間沒有再來練習。但他仍然每天持續在家重複練習以前我教他第一段的動作，偶爾會打電話來告訴我他的狀況，我了解這孩子個性較衝動，總是很有耐心的開導他。

兩年後第一次再來練習時，他很直接地跟我說：「我不懂甚麼是靈性，看書裡面所寫的一大堆，卻始終搞不懂。」。我舉例給他聽，如果學會如何看清楚每件事物，對自己要求嚴謹，不隨便，講話都講有意義的好話，穿著整齊不隨便，走路、坐姿都很端正，是精神的象徵。人若沒有時時注意自己的行為，任何事都太隨便，就沒有精神意識的存在。

他聽了我的話，下次來上課時，不僅將長頭髮剪了，還梳理得整整齊齊。很高興的告訴我：「真的不可思議，以前看過我的人，現在再看到我都說好像要變天了，要下雨了。還有一位小姐看到我，翹起大拇指說：『讚！』。」看他的表情，真是不可言喻。

總是有許多問題要問。曾經有次寫了一大推問題要問我，但在聽了我解釋第一題後，他就說：「其他都不用問了，我了解了。」他就是那種很具義氣的人，講話很直接，不會拐彎抹角，所以很容易捉摸他的個性。

他對於狗、貓等動物很有愛心，當他打電話跟我談到「曼蒂」的情況時，用幾近哽咽的聲音問我：「讓曼蒂安樂死，是否犯殺業之罪？」我了解他是出自對「曼蒂」的不捨，告訴他動物也有靈性，建議他可以跟「曼蒂」說出情況與牠溝通，同意與否都要問三次，已確定「曼蒂」了解你所問的以及牠的答覆，因為這是在幫牠解除痛苦，同時也要幫牠念咒，讓牠能轉世到好去處。他聽了頓時安下心來，告訴我會照我的話做。

當他告訴我吃素時，我覺得很意外，跟他說：「我從來沒有要求學生吃素，都是學生自動要吃素的。」他說是出於自願的，他認為既然要深入練習，吃素可保護地球，有很多好處，且要修靈性，覺得吃素比較好。

因他個性較暴躁，我要他要好好練氣功，將暴躁的脾氣改掉，否則如定時炸彈，隨時會引爆。他問我是如何知道的？他真的發生過好幾件事幾乎暴怒，差一點行兇。我再勸他，遇到甚麼事也多唸佛號，幫助化解事情。

這種講義氣的個性，心念一旦堅定，就認真練習。他很能專心，有時一練就是兩個小時，再跟我分享他所練的情況，有問題馬上發問。我很高興練氣功之後他改變很多，不僅在個性方面不再容易發怒、暴躁，人緣也變好了。

CHI KONG CLASSES WITH PROFESSOR CHAO PIAO-SHENG

By Robert Najlis

I had been practicing various taoist arts before meeting Professor Chao, including pakua chung, taichi chuan, and chi kong. However, I had never truly understood the idea of "chi follows the mind" before. Studying with Professor Chao has been different than with any other teacher. He has taught me how to focus my intention and to direct my chi. I feel that through his teachings I have been moving towards a deeper and fuller experience than I have at any time in my life.

Studying with Professor Chao, I learned to use my intention to clearly direct my chi. He led me through many exercises to help me develop this ability. Each exercise was was very accessible and helped to develop this ability. For example, he had me direct my chi through each of the acupunture meridians. In the past with my previous chi kong practice, I could feel qi as I practiced, but it remained something that would come and go with the movement of the exercise, there was something lacking in my connection of and understanding of my own chi. As I continue to study with professor Chao, I feel more connected and clear about my own chi, as well as my ability to coonect with and understand the chi around me.

One thing that had troubled me for a long time, was that my belt channel was cold. Although much of my body was warmed by my chi kong practice, my belt channel remained cold. Not long after taking up classes with Professor Chao, this began to change. Through his chi kong exercises more of my body was opening up, including my belt channel. As my studies progressed to focus more on cultivating my intention, this progressed further. Now my belt channel rarely gets cold, and I am also able to connect with my body and affect my condition to better change that situation when it occurs.

I have also learned to visit other places, by sending my intention there. Professor Chao also speaks of visiting other planets in a similar way. As you can imagine, this is not a common thing to hear for a Westerner. Interestingly though, when I as talking to gentleman from Bhutan, his response when I mentioned this was: 'of course'. For him this was absolutely a normal and expected part of the training.

Professor Chao's teaching is focused on helping to develop a deeper connection within oneself, and with the world around us. Many of the exercises seem may seem simple at first, but the teaching and what one learns in the process is quite profound.

截然不同的人生體驗（羅伯特．納利斯）

在認識趙老師之前，我曾練過許多道家的養生之道，包括八卦掌、太極拳與氣功，但是從未真正理解到「氣是隨著意念轉」的概念。趙老師的氣功與其他老師教的不一樣，他教我如何專注在我的意念，並且用意念導氣，透過他的教學，我漸漸地邁向更深、更完整的人生體驗。

我從趙老師那兒，學到了如何直接了當的以意念引導我的氣，透過不同的習練，他幫助我開發這個潛能。每一個習練的動作都相當容易，都能幫助我專注在意念上。例如老師教我將氣引到身體上的每一個經絡上，在之前所練過的氣功，我只能感覺到我有氣在行走，但是很容易消失，所以我發現，我還沒有辦法將我的氣與我對它的認知連結在一起。當我繼續與趙老師學習，我能感覺到我更了解自己，還有對我的氣更清楚明白，也能將我周圍地氣連結在一起。

有一個問題困擾著我很久了，也就是我的帶脈一向是冷的，雖然我身體大多處可以用氣來暖身，但是我的帶脈一直都無法暖和。在我跟趙老師練氣功後不久，我的身體狀況開始改變了，透過老師的氣功習練，我的身體多處被打開了，包括我的帶脈。當我越練越能夠用意念去引導我的氣時，我的身體就越來越暢通了。現在我的帶脈很少發冷，而我也越來越能夠與我的身體做聯結去改善它。

我也學會了如何用意念到其他地方旅行，趙老師也說過可以用類似的方式參訪其他的星球。可想而知，這些說法都不是一個西方人常聽到或容易接受的。但是很有趣的是，我後來碰到一位從不丹來的男士，當我提及到用意念參訪時，他的回答只是淡淡的「那當然」，對他來說，這是一個既正常又必要的鍛鍊之一。

總而言之，趙老師的教導，注重在幫助我們如何對自己有更深層的認知，也對我們地球周遭有更進一步的了解。許多氣功習練剛開始看起來很簡單、很單純，但是其背後的意義還有許多我們所要學習的，它是多麼地深奧啊！

趙老師的回應：

中文在國際上的地位越來越重要，學習的人也越來越多，偶爾有阿根廷人在電話中，會參雜一、兩句「你好！謝謝！」等簡單的中文，已不足為奇。第一次接到羅伯特在電話中預約面談時間時，用帶著特殊的外國腔調，但讓人聽得懂的中文說：「我是美國人，老師在不在？」外藉人士會講整句的中文，且捲舌音不輸給華人，所以給我印象特別深刻。

羅伯特因緣際會來到阿根廷首都布宜諾斯艾利斯市居住，自二〇〇九年開始跟我學氣功，練習幾次後，跟我說：「這套氣功跟我在美國學的氣功不一樣，我覺得很好，一定要把它學好！」

因為喜歡東方文化，曾到過台灣學中文，才一年半的時間，不但學了中文，也跟老師學東方藝術，將到台灣學的東方畫融入了原來他所學的西洋畫，在美國也有許多學生跟他學。所以雖自二〇〇九年開始跟我學氣功，但每隔一段時間會回美國教學生，來來往往、斷斷續續，但將這套氣功學好的心從不間斷。

因為這套氣功啟發他的思路，讓他的靈感更敏銳，在畫畫的方式及風格上也做了改變。又改善他的體質，所以雖然在二〇一四年底又回到美國定居，但仍然不放棄習練。看他對這套氣功的熱愛與誠心，且基本的十四個動作及第二段基礎也跟著我習練得很好，我成全了他要學好的那份心念。所以我們每隔一或兩星期會以**SKYPE**視訊，我教他如何繼續習練。跨越時空的藩籬，圓滿他的願望。

附註：「帶脈」即橫繞腰部上、下部位一周，聯繫各經絡的脈絡。

LOGROS DE CHI KONG

Por Gustavo Pereyra

En primer lugar quiero agradecer infinitamente a mi querido maestro Chao Piao Seng que es un científico del descubrimiento del chi kong.

Gracias por haberme recibido como su discípulo y gracias a su enseñanza e logrado lo que soy. Siempre me decía que un día iba a entender la naturaleza y desde ese momento descubriría el comienzo y fin de nuestras vidas, esas palabras marcaron mi vida.

Que logró esta práctica en mi

Comencé contemplando mi cuerpo interno a través de 14 ejercicios de chi Kong y luego con el movimiento del chi.

A través del tiempo y de muchas técnicas ordenadas perfectamente de constante práctica ,desarrollo en mi el conocimiento adentrandome a un mundo real que no se ve a simple vista.

Descubrimiento que la naturaleza y los seres humanos más el reino animal somos el sentido de la existencia.

La naturaleza es el cerebro y nosotros el constante movimiento que la mantiene viva.

Si la cuidamos, viviremos en equilibrio cumpliendo la verdadera misión que traemos a nuestras vidas ,porque tendremos la longevidad que nos dará el tiempo ,para desarrollar el conocimiento justo y final.

En la práctica he descubierto que la tierra no es como la ven la ojos, sino que es mucho más, es un cuerpo perfecto que respira y se nutre de nosotros, por eso nuestros pensamientos se guían hacia el centro de la tierra y nuestras acciones hacia arriba en el espacio. Siento que la tierra hoy sufre, porque los pensamiento y acciones de los seres humanos son totalmente negativos y ambiciosos destruyendola.

E aprendido a verme diferente, a querer y amar la naturaleza y a todos los seres humanos ,y los distintos reinos vivos de la tierra. Estamos en diferentes etapas y evolución cada uno.

Debemos ayudar a todo lo que existe y la naturaleza es la que más necesita nuestra ayuda, que es la raíz que nos guía al conocimiento y debemos cuidarla.

Siento que la meditación o sea el chi kong es donde está la esencia del todo. Vivimos como seres humanos pero todos vinimos a meditar y crecer para que en unas de nuestras vidas logremos iluminarlos para no caer en el ciclo de renacimientos ya que estaremos junto a dios en el mundo perfecto o paraíso .

氣功成就了我什麼？（古斯塔沃·佩雷拉）

首先我要表示我對親愛的趙老師的無限感恩，他發現氣功與科學有關。很感恩他收我為徒弟並成就現在的我。他經常告訴我有一天會了解大自然的運作，我也會了解我們的生與死，那些話讓我印象深刻。

氣功成就了我什麼？

我透過十四個動作的習練之後，開始觀自己的身體。

經過一段時間的技巧練習與恆心，我開始看到自己的內在，認識大自然動物、生物界，發現人類存在的目的……等，這都是無法用肉眼看到的世界。

大自然是我們的「大腦」，透過人類的思

維行動來促成大自然的演化。如果我們照顧環境維護大自然，我們就可以活在一個平衡的世界裡，才能夠安居樂業。

在練習的過程中，我發現地球並不是只有我們以肉眼看到的那樣而已，它是一個跟我們息息相關的體，會呼吸，也會與我們人類動物、植物所給的氣互相交流。因此我們的意念都會跟地球內部有所感應，我們的行為也會與太空宇宙星系產生共鳴。今天地球受傷，也是因為我們負面的心念與自私的行為。

我學會用另一種方式看待自己，去愛大自然及所有在地球上的人與生物。我們都處在不同的進化階段，我們要幫助所有的生物，尤其是大自然，因為它是我們的老師，我們要愛護它。

我感覺到氣功與靜坐是所有修練的精華，我們身為人類，但是我們都是要更進一步的修行，讓自己成長，盡量不要再落入六道輪迴，才能夠到完美的境界，與上帝（佛）同在。

趙老師的回應：

我到阿根廷才一個月，就開始在台灣鄉親開的功夫館教內家拳，古斯塔沃是當時的學生之一，也就是說他跟我學拳已經有三十多年了，算是跟我最久的學生之一。

這三十多年來，他跟我學了太極拳、形意、八卦、氣功、洗髓功。因為有功夫底子，所以學得很快；本身開功夫館，也教學生。他不僅對東方武術有興趣，也學了風水、針灸，及日本盆栽栽培技術。

他在烏拉圭出生，自小來到阿根廷，在阿根廷武術界闖出一片天。在台灣舉辦的世界性國術比賽，他都會儘量帶學生，以烏拉圭國家武術代表的名義參加。因時常到台灣，認識一些台灣朋友，每次到台灣都會去拜訪他們；雖然語言不通，但也真厲害，有時對方雖住在小城市，但他都有辦法找到。

最讓我感動的是他對老師的尊敬，有尊重老師的心，才能學好所學的；因為有這份心，學習的效果就不一樣，能吸收老師所教的。相對的，老師看學生有求知慾，也會將所知道的，儘可能傳授給學生。

二〇一二年他利用到台灣參加比賽的機會，結束後特地到河北，找到恩師王樹金先生的墓碑巡禮，這份心意真讓人感動。

自二〇一〇年五月，我開始讓他透過觀想，教他練地氣觀想協助地球生態系統，他越接近地球，越感受到地球就像是一個慈祥的母親，不斷地在展現親和力與愛心。他練氣功後，加深對靈性的探討，及大自然的運作和了解，連他自己都覺得很不可思議，也認為對於地球的傷痕累累的補救，已經是刻不容緩的事。

■ 回首來時路／教學相長

每天都有患者或學生示現給我看，或講給我聽他們所遭遇的狀況，或學生的問題或學習心得分享，這些都是給我的啟示，是激發我對人生看法的原動力。因此我樂於接觸患者，多了解人生各種不同的疾苦，原因在哪裡？如何轉化疾苦，是我人生的重要課題，是教、度學生的好題材。

近年來所教的太極拳及氣功，幾乎每天都在督促我成長。因在講解動作功法之際，總會出現不同的靈感，用另外的例子來解說，使我起了聯想。故我必須將這些記錄下來，以便將來編輯成冊，才能有完整的資料。

再如個人所編的氣功，是由太極拳、八卦掌、行意拳等的動作技巧與方法，擷取其精華而編成一套氣功的初階動作來練氣。剛開始練習時感覺到很強的氣在全身流竄，令自己難以相信，以為是練了多年的內家拳才會這麼容易有這種氣強的反應。但教了學生後，看到他們的反應及聽到他們所描述的，證實是因為其取之甚具深度的這三套內家拳的精髓，導入氣功的功法裡，方能淬鍊出如此精湛的功法。對每位學生都視他們各自的根基而有不同的引導，他們練出來的功能就不盡相同。

在引導學生中，獲得不少個別的經驗與功法，能俱全這些功理與功法，也是相輔相成、教學相長的效應。

一個人看不出自己的缺點，在教人當中看對方做出來的動作，猶如一面鏡子。我在教學生時，如覺得對方的動作不對，自己會模仿試練一下，就能很清楚的告訴學生，這樣的走法容易傷到筋骨，或對身體的某些部位不好。每個動作的細節我都會分析，讓他們知道如何用，為什麼這樣做，有甚麼樣的感覺，正確與否立即分曉。這也是教學相長的一點好處。

另一點是在教的同時，自己也必須繼續練習，學生在進步，當老師的豈可停滯不前？因此會產生無形的激勵作用而互相成長。學無止境，人生是不斷的藉著學習來提升自己，不是當老師的就是高人一等，學生青出於藍，比老師優秀的例子比比皆是。

任何行業都一樣，光靠一個人無法成就一件事，必須要有人助緣。例如當老師的必須要有學生，當醫生的需要有病人才能增長經驗。當老師的雖懂得不少，但遇到學生發問時，有不了解之處，也會再去尋找解答或研究，才能給學生正確的答案。就在這一來一往之間，自己才能繼續成長。我很喜歡學生發問，那表示學生有用心，才會關注在這方面，也是我機智考驗的時候。為了要舉例說明，必須在平常的生活領域中，多留意所接觸的事物過程及其相關作用，故所舉的例子，都讓人一聽就懂，只是一般人忽略了它而已。我們平時所攝取的知識，一直放著不用，久了也會忘記，若常被提問，我們的腦記憶體就會更加靈敏。

經過三十多年矯正學生的拳術，名義上是教人，其實得到最多的是自己。在跟學生修正講解的過程中，使自己處於講解與動作要配合，理論與實際要一致，得到肯定與自信，實踐理論，奠定以後編創氣功的功法，都能以想像面映現在實際中，更強化了我的自信力。這三十多年來不斷磨練與驗證，更增強了我的想像力、創造力，讓自己愈來愈進步，內心實在很感恩！

附錄　為生態保育齊心協力

■ 了解各種植物類的功能

前面提過，自從地球的外表冷卻後，就先有植物生長在地球的表面，根部除了吸收養分外，也是改變土壤及產生各種礦物質、礦產的大功臣。

當根部吸收養分，促使莖、葉生長茁壯，由於光合作用，而在空氣中散發著氣，與電磁與大氣層相應，形成分子或粒子，再發揮更大的作用。當分子或粒子被吸收，經莖、葉枝幹往下輸送到根部，又分泌另一種汁液來改變土壤，使更適合其他植物的生長。

之後，又滲入地下，隨著各地層而有不同的分解，輾轉變化，進入到岩漿表層受高熱融化、分解，形成各種不同的礦物質。經長時間的累積及高氣壓的擠壓，而

礦產的分布與形成

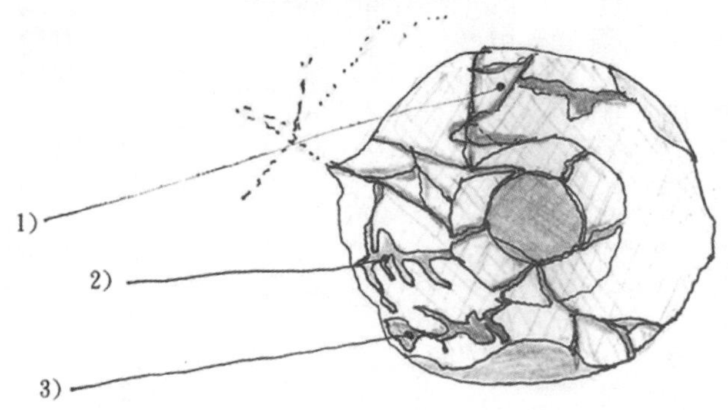

地球核心的能量和太空／宇宙的能量，透過大氣層和圍繞星球的空氣形成一個能源網絡。
能量可以穿過所有固體的物質（不同礦物質及有機顆粒）、水與空氣。
黑暗物質有液體及固體微粒。因水蒸氣的存在，那物質彷彿液化了，而水將物質往表面推。
物質的一部分失去濕氣，而成為地球的成份之一。那黑色板塊經百萬年的時間慢慢地越來越乾，遇到地震之後有些上升到地球表面，有些往地底下去。是石油失去濕氣之後受到一種反應，變成固體。
煤碳是從石油往上擠壓成頁岩油後，更乾固則成碳，擠壓往上近地表的結果。
斷層線從地球內部延伸到表面上如裂縫。
（1）水
（2）地下水
（3）石油、煤碳
整個地球從核心的能量，形成網路系統。

形成各種礦產、石油、煤礦、瓦斯等，或一些礦石類，如水晶、玉、大理石及各種堅硬石礦，或各種金屬類礦產等，都是同樣的方式分解、擠壓而成。

當我們了解植物是各種礦產的源頭後，就得了解各種植物的特性，然後稍作分配調整，組成生剋法——萬物間相生相剋；例如馬鈴薯埋在地底下，它從一個種子經過土裡的水與養份的滋養後漸漸變大，然後轉化成一個類似根的東西。透過根莖週圍的膜（馬鈴薯的外層皮）馬鈴薯與外界交換分子。

在它的內部有水分與固體的粒子可以像海棉一樣吸收一點水分。馬鈴薯的水分含量比地瓜的含量大；地瓜也會吸水份，但是它釋出的水份較多。

土壤元素的能量扮演一個重要的角色使馬鈴薯成長。馬鈴薯的枝葉爬行似的在地面上，將空氣中的氧氣與其他氣體引進土裡，之後產生反應，使在土壤裡的根莖能夠成長，進而改變土壤，幫助大地的表面層透氣。

也透過它的外皮與大地的元素交流。它會提供大地一種鹼性的物質，讓土地變更粉狀，更靜電，為了平衡就會吸引更多水裡的離子。

馬鈴薯也會釋出一種有毒的物質可以清潔土地，如同抗生素的作用。那物質會與礦物的結晶黏在一起而產生化學反應，製造出更複雜的物質或礦物質。

地瓜的形成與馬鈴薯很相似，它與大地有緊密的能量關係。大地與地瓜莖物質的結合會創造出更複雜如糖類的物質。地瓜會提供大地一些糖份。那些糖份在地裡可以與水份參半使大地的濕度較高。那些組成土地的粒子核心有較高的含水量（比馬鈴薯的高），使其他的植物更容易生存，可培養出更適合種植的土地。如同馬鈴薯會提供礦物元素到大地上，地瓜也會提供有機元素到土壤裡。

地瓜莖產生向外推的能量到周圍的土壤，使土壤更鬆更透氣，更好吸收雨水。那向外推的能量好像一種空氣的能量向土裡面傳遞，根莖與大地交換能量之後再向整個土壤延展開來。

又如洋蔥，從大地吸取水分之後在裡面轉換能量，分子會合併。透過它的根提供礦物質給大地。當洋蔥的衣層慢慢的發展出來時，它裡頭有驅蚊的物質，是從土壤裡吸取的粒子。

洋蔥會帶給土壤一些對馬鈴薯有益的物質，所以種過洋蔥之後，改種馬鈴薯或地瓜，等於是蓄肥，注入強心劑，馬鈴薯或地瓜會長得茁壯茂盛而豐收，品質又好，這就叫做生剋法。用這樣的穿插配合栽種法，不僅培養肥沃土壤，同時也散發芬多精，減少害蟲，不必灑農藥。

改善空汙從根本做起

植物具有通天導地的循環功用，也具天地間的氣壓及溼氣的調解功能。當今世界各國最憂心的是氣候變遷、溫室效應及節能減碳的問題，若能平均穿插的種植樹木、花、草，則能互補而平衡。（若大面積的栽種相同植物，因為大面積植物分泌出同樣的液體，效果就不大相同）。一旦獲得平衡，這些問題就可解決。此外能源的問題，以及排碳的汙染，也會受植物的大量吸收而減少存留在空氣中，這是開源治本的辦法。

另一方面能做到節流，效果更佳，那就得從每個人的生活習慣上去調整。例如紙類，盡量多次利用，一張紙寫一點點就丟掉，或臨時抄寫幾個字，習慣寫在中間，浪費空間；如果自左上角寫起，其它空白處還可使用。只要每個人稍加注意生活細節，節約使用，就可減少很多的消耗。不僅減少砍伐樹木的數量，也減低排水汙染。

還有製造日常用品，儘量製造堅固又實用的東西。現在很多物品的使用時間很短，這樣也是浪費又汙染，這些都需要製造業者與消費者的共同努力，以及政府的有力督導方能奏效。當然節流的項目很多，這只是稍作舉例；簡言之，若想達到降低溫室效應，應自開源節流多下工夫。

霧霾的危害甚劇與防治方法

霧霾形成的粒子，跟碳灰很相似，形成如芒的尖銳。當霾塵落在樹葉上，葉子失去光合作用，減少開花結果的機率，阻斷了跟地裡、空氣和水的循環對流與調和。

植物的粒子要對抗霧霾，但植物本身無法運作，產生氧氣，因此人們受霧霾碳微粒影響，使我們呼吸不新鮮的空氣，血液較濃稠，缺乏足夠的氧氣送到腦部，使得我們的免疫力降低。

此外，霧霾遮住了太陽的光氣，致使太陽光氣無法照到地面，就如光線被不當過濾，無法直接照射大地。產生太陽的光氣和碳微粒碰撞磨擦，地面少了光氣的滋潤，則地球本身的氣會減弱，同樣的，地球發射到宇宙大氣的氣也更加無力。如此雙方的能量不能和諧共存，地球上有生命的人類、動物免疫系統將產生缺陷，甚至所有細胞，還有植物的種子不能發芽；就像水得不到空氣的淨化，而愈來愈污濁、污染。

霧霾尖銳狀的碳微粒和空氣磨擦，污濁、污染籠罩整個大氣，以致在地面所有的生靈皆受影響。現在在霧霾嚴重的地區，都可以很容易的直接感覺到；其他沒那麼嚴重的地區，雖然還沒有感覺或感覺不強烈，但無形中也會受影響，直到累積較多量時就受不了。

如果是天然的碳粒，如岩漿噴出的煙灰被風驅散，以調和地氣的平衡，這是自然現象，不需擔心。但霧霾就無法被風驅散，因為這是人為製造出來的，且量大又劇烈，無法與大自然協調一致。

這是由於工廠所排出的廢氣、廢水太集中，加上車輛排出來的二氧化碳，量太多又混雜，綜合複雜的毒素，植物、樹木無法吸收過濾，所以草木只好向地中吸取較多能量來抗拒，將毒素、雜質向空中推移。除了植物的調節失衡，大氣層保護地面所有動物、植物及生態運作的功能也被破壞，因人為的汙染及化學毒素，混雜了大氣層的作用，而產生一股能量來制止。如此，含雜質的化學毒素進入大氣層被抗拒，暫時停在空中，等到量多質重就降到地面來，又會被植物、草木排斥反衝，於是在地面上及空中徘徊，必須等到風變弱或停止時才掉落地上化為塵埃。

若要改善這些狀況，必須從工廠的煙囪嚴密過濾開始，以及嚴格監控車輛的排氣。此外，水的蒸發以肉眼看並不明顯而往往被忽視，廢水的排放也要同時過濾淨化，因為汙染的水，也會蒸發毒素，如果不同步處理，將很難得到好成效。也就是說水氣、煙氣及二氧化碳，都是空氣中的汙染源，都是霧霾的成因。

若想將霧霾做有效的處理，可將那些碳微粒用特製機器強吸過濾、分解、分離後，可回收成為能源燃料。

總之，我們必須了解植物、樹木也有神經細胞在掌控吸收、過濾的功能，它們也有敏感度的設防機制，不僅能保護樹木本身不受傷害，還能善盡職責，做好吸收、過濾、排泄的功能。這一方面也是在提醒人類，大地嚴重汙染的程度，人類自身感受最明顯，終將必須由人類承受後果。

■ 自然的調和是全面性的

幾年前我們到距離首都布宜諾斯艾利斯約八百公里的聖路易斯省的梅洛（Merlo）市度假，特地去觀賞一棵已經有八百多年的神木並採氣，發覺它的氣確實與普通的樹木不同。這棵樹已得到了靈氣才能生長茂盛，而經幾百年的吸收天地元貞聚為靈氣，成為精靈，通常稱為神木。

能夠生長八百多年的樹木不容易，我們告訴在場的遊客，要尊敬這棵樹木，因為它已成樹神，非但不能破壞它，且要保護它。也告訴管理人員，最好將這棵樹以鐵架圍起來，讓遊客只能遠觀，不要太接近。因為太接近了，樹木容易遭攀折、損傷。在場的遊客第一次聽到這樣的說法，都說：「太不可思議了！原來樹木也有靈氣。」

澳洲首都坎培拉，回收已經枯死的大樹遷移到荒蕪之地，以延續大樹生命的方式，打造茂密的森林，讓野生動物能夠回到森林裡棲息地生活，維持生態。

這些已有一百六十年的生命的枯老凋零、進行再生計畫的大樹，將會繼續滋養大地。

所以不能隨便砍樹，相對的要保護樹木。乾旱和淹水的問題，大部分都與大量砍伐樹木有關。如欲砍樹，要穿插砍，不要整片、大片的砍，或者周圍必須有高度約三、四公尺，較小的樹。街道因枝葉太密集，妨礙到交通時，不要直接鋸了丟掉，可用過枝法，栽種在需要的地方，這樣可節省很多年時間的培育，也不致一下失去太多的平衡運作。大樹是最好的通導能量平衡的媒介，其次是小樹、矮植物，再來就是蔬菜和草地，各類植物都能發揮不同的功能。

此外，我們可以發現如有空地，沒有鋪蓋水泥或柏油，縱使只是一點點隙縫，只要有陽光，很快就長出小草，這是大自然盡量尋找可以彌補不足之處。也因為有草木，地球表面才得以正常的呼吸，所以盡可能的少鋪水泥、柏油，才能讓草木伸根到土裡，才有採天氣、導地氣作用。小盆栽讓人賞心悅目，但發揮不了兩頭互相循環疏導的作用。

有一點可注意的，即為何有些地區有很多樹林，卻也會缺水或淹水？自然的調和是關聯性的，一切要全面性的觀照，才能調解均勻。如蓋房子，水泥和沙必須攪拌的很均勻，蓋的房子才會堅固；如果不均勻，不但不堅固，本身的重量都承受不了，就無法產生平衡作用的道理。因此想要空氣好，溫度適宜、氣候正常、不缺水、不氾濫水災，就是將樹木依地域所需適當種植。

■用自然法保育大自然

在現在的大城市裡，高樓大廈林立，庭院鋪上水泥，道路鋪滿柏油，遮蓋了大部分的地面，不僅無法長草木，連雨水也無法滲透到地層裡，因此得設法補救。如我們可在人行道上多種樹，最好是深根樹，種植坑口至少要低於路基五十公分，並在路旁的小排水溝，每隔一公尺至兩公尺之間就設有滲水孔，好讓雨水或排水滲入地下，可供地層保濕。因為樹根可以濾水，地層內的礦物質都會有淨水功能，在地面往下十公尺左右，就有很好的淨水作用。只要稀釋過的任何髒水，樹根都可以吸收；唯有剛種的一、兩個月內的植物，不要澆這樣的水，因為還太小，自身難保，無法去過濾。

我們在空地要儘可能種樹，只要周圍環境多綠化，都可以得到效果。市區人行道多種深根樹，不僅對路面的舒張力小，不致破壞人行道或車道，在颱風時深根牢固也不易倒，可通天導地大氣，其它元素也較豐富。而且這樣的深根樹不僅能防風，也有抗震作用，具有多種功能的特點，如當雨水或排廢水經樹根吸收過濾，能有很好的調節功能，可讓地層保持濕度，散發在空氣中，使空氣中帶有濕氣，便能適時的下雨，調節天上地下的濕氣平衡。而在曠野可多種闊根樹及深根樹，一對一的穿插種，距離可接近些，必能作好水土保持。

土石流的預防

山區土石流有兩種情況，在光禿的石頭山，下雨直接流到山腳，因此若山腰、山腳，土質較鬆地就容易被沖散，光禿的石頭對空氣的過濾也比較少。若要改善環境，可在石頭低窪處或較大的石縫處，盡可能地先填較具保濕的土壤，改變土質，否則只有砂土，水分流失快，樹木無法生長。視地理的條件來決定種直根或多根樹。若石頭縫較大，可種直根樹。若有坑洞之處，可種多根樹。多付出心力改變條件，盡量種大樹對環境的改變較好。

山腳地帶也一樣，若是砂石的土質，則須將土挖開，混合一些較保濕土壤，將樹木種深一些，可保濕度及穩固樹頭。當樹木茁壯後，它的根會自動分泌一些黏液，來改變土質與保濕。但需要深根樹及闊根樹，一對一穿插種，效果較好。

另一種是在山林也有土石流，這種情況是山腰、山腳的土質鬆，容易被水沖散。那就得在山腰及山腳多種深根及闊根樹，也是一對一穿插種。每棵樹距離約二點五公尺至三公尺間，可達到最佳效果。因深根樹可抵擋重力流石，穩定地基，又有抗震、抗強風，以及跟地心聯繫，互相平衡的作用。闊根樹雖根沒那麼深，但也有三、四公尺的深度，而根的橫竄比枝葉還長，攀爬緊密，可牢牢抓住土壤，具水土保持作用。由這兩種樹的配合，不僅對抗土石流，對於空氣、濕度的調解都有很好的改善。

絕對不要做水泥堵牆，因為水泥牆沒有根，與土壤不能結合，抗拒不了土石衝擊。而樹根會攀爬，攪繞牢抓，闊根與深根樹配合是最適合的了，大自然間就得用自然法去剋制。種樹不僅要以深根樹為基礎，還要和闊根樹穿插種，初種時要緊密一點，漸長大後，才間隔的砍，好讓樹能夠長的碩壯、茂盛，才能達到防止土石流的效果。樹木還有抗震、吸水、保濕、調解雨量等作用。為何在山間較常下雨？山溪為何能細水長流？這都是樹林的保濕蓄水作用。人們只開墾令其缺失，不做彌補工作，怎不讓問題重重？

樹木在地球上是發揮最大功能的植物，其次是竹子、小植物、雜草，其功能僅次於大樹，可說是大樹的助手，卻常為人類所疏忽。

人類為了使用方便，多多少少會破壞大自然，也要用自然法將之修補，否則很難讓大自然接受。我在德國爬山時，發現山坡道就是以樹木為堵牆，特地留意此現象，山坡道沒有崩塌處，很牢固。大自然本身是大智慧，一切都規劃得很完善，人類也得用小智慧來順應大自然。

生物、動物和植物的緊密關係

先由小動物說起，所有小動物中最小的是細菌，一般會認為細菌是害蟲，其實它有不同的功能及使命。前些日子在奧地利登山時，看到森林中葉子掉滿地，起碼有兩個月的時間了，葉子還是枯乾、堅硬。將之撥開看最底下的，還是一樣的堅硬，遂問當地人，這樹葉甚麼時候才會腐爛當肥料？他回說要到接近夏天的時候，現在都在零度上下，當然不會腐爛。也就是等溫度高一些，細菌才會侵蝕，侵蝕之後才會開始腐爛；那些樹葉沒有腐爛，樹根就吸收不到肥料，這是細菌的功能與使命。

其次是小昆蟲，如蚊子、螞蟻。蚊子是傳播細菌的小動物，有剩餘的東西，借用蚊子的傳播遍布細菌，促使這些東西快速腐爛，成為植物的肥料。草叢、樹林各種植物多的地方，蚊子特別多。不僅是它們的棲息地方，主要是在孵化細菌，發揮它們的工作責任。當蚊子飛動到處竄，不僅傳播微生物，連帶散播原子、分子、粒子及電磁性到各樹林草叢間，使電磁性的電磁場能遍佈所有地域。若不去細膩觀察，總認為蚊子是多餘的害蟲類。

在公園看螞蟻挖洞堆沙的情況，它們一次扛一粒沙，這裡起碼幾十萬或上百萬粒的沙。它們的意志力和耐心以及合群精神令人敬佩。一般人認為螞蟻只是擾亂人們，並沒有甚麼好處。但如細心觀察周遭的相關作用，才能了解其相關系列。如這地方鋪滿地磚，雨水難滲進土裡，經螞蟻挖洞後，雨水便能滲入土裡，好讓樹根能透氣，吸收雨水。有時它們也會做出愚癡的事，在樹頭、樹根、樹幹啃，咬傷了樹的疏導水分或養分致枯死。人們也常犯同樣的錯，何況螞蟻沒受教育。我主要是要大家觀察周圍的小事，才能體會入微。例如一顆大石頭也需要小石頭墊著才能穩固。而螞蟻在地上鑿洞，有鬆土幫助雨水滲入土裡的作用，時而也會腐蝕樹根、樹頭，至樹木枯乾，汰換樹種的作用，它們的使命是受大自然暝中的使喚。

在我們練太極拳的公園附近，有一棵松樹曾經被螞蟻侵蝕，枯枝葉越來越多，我心裡發願要幫忙讓這棵樹回復原來的茂盛，請求螞蟻不要再蛀蝕這棵樹。以後每次去上課，都會帶一桶水加一點肥料澆這棵樹。幾次後就不見螞蟻了。這棵松樹現在已長得鬱鬱蔥蔥，盡責的發揮樹木的功能。

螞蟻會去蛀蝕那棵樹，是因為那棵樹長的很辛苦，都被地磚蓋住了，無法吸收水分，螞蟻的侵蝕，是為了讓人們注意到樹木的生長環境。我澆的水也僅在樹頭部分。沒多久螞蟻就在幾處樹根的地磚縫鑿小洞，掏出砂土讓雨水能滲入，幫忙維護那棵樹的生長。這些過程我都邀學生看了，並解說螞蟻的使命。

螞蟻還有一件更重要的功能，它們也是改變汰換原子、粒子、電磁等的作用，讓植物樹木之間，能夠互相交換能量。樹木也須依賴昆蟲來幫助生長與繁殖。

在阿根廷南部巴塔哥尼亞高原，曾經有一處松樹林，突然間來了很多螞蟻，植物學家怕松樹林被腐蝕而全部枯死，設法要將螞蟻趕走。我跟學生說，若了解大自然的平衡律，就不用那麼急著要趕走這些螞蟻，大自然所安排的都是有道理和作用的衡量，也就是我們常說的天意。

蚯蚓在土壤裡不僅有保濕和鬆土作用，還釋放出帶有胺基酸與其他各種成分，融合成一種良好的肥料，促使植物的生長。如野外的叢林野草，自然生長，只靠四季的轉換，落葉歸根，蚯蚓就啃食那腐爛的葉子，經消化分解，分泌出有利植物的養分，才能維持叢林野草的生生不息，是所有植物的大功臣。蚯蚓雖在暗地裡對所有植物殷勤工作，但卻從不居功。

還有蜜蜂，每天認真的傳播花粉，為植物的繁殖而努力，它們幫植物注入各種元素，採花粉後還要釀蜜，為人類製造最佳的健康食品。雖然只是小小的昆蟲，卻對地球萬物生命的延續非常重要。但近年來，因氣候及農藥化學等其他因素，蜜蜂有不斷減少的趨勢，影響農作物的生長，這也是很令人擔憂的。

較大的動物都具有平衡數量的作用，如牛、馬吃草，在控制草不要長得太長。長頸鹿、大象吃長較高的植物的樹葉，阻擾樹葉不至於太過茂盛、濃密，遮住了陽光。老虎、獅子、狼，一物剋一物，也都在控制野生動物的數量。

可見一切都是大自然的安排。我們所居住的自然環境，已經過度開發了，破壞了自然環境，影響了自然規律的循環，阻斷了生剋制化的功能，才會天災人禍不斷。破壞之後，也得在最短的時間內，依照原有的自然方式修補，才不致招來更大的禍害。

如何造林種樹的看法，也許有人會認為我說的簡單，但其實「知難行易」，要做也不會困難；較難的是人類是否願意進行這共同的目標，減少天災，讓世界祥和。現任天主教教宗方濟各也向世界各國呼籲，共同來執行保護地球的行動；這必須由各國政府擬訂措施，設立法規積極嚴謹的推動，方能奏效。當今人類考量的都是自身的利益，或自己國家經濟的利益；回顧歷史的紀載，當氣候異常，或重大災難時，總會以歷史上最高紀錄來做比較，人們會以為這情況不是當今才有，所以不要怪時代的現實，人心的泯滅。

地球已經滅絕五次了，每個過程都由原始初期慢慢演化、進步到文明；現在科技發達，已進入超科技時代，地球又將會重新調整。我們不要再貪求更方便、更速效的作法，而是必須將腳步放慢，多用心為我們的下一代思考及行動，讓我們的下一代能夠親眼看到大自然的美麗景觀，而不是只能在百科全書中才找得到。如何才能不再有空氣的汙染？還給他們一片蔚藍的天空？吸收新鮮的空氣，天災不再頻繁，讓他們平平安安地長大？地球是我們共同的母親，不是要我們付出多大的力氣去幫助它，而是要我們付出心力產生共鳴，在人群中喚醒人們，共同來維護地球。只要地球生態調和，人類才能平安。只要人們不再破壞，大自然就有療傷的希望。

跋——衷心感恩

想出一本氣功書的念頭已經多年了，剛開始是因個人練了這套氣功後，覺得這套氣功有別於一般的氣功，除了能夠關照人體的健康外，還能開發個人潛能，進一步與大自然連結，了解大自然的運作之後，就會採取行動，保護傷痕累累的大地之母，讓它能夠喘息，慢慢修復。

但考慮到能有這樣的效果，是個人苦練的結果而已，所以不敢貿然出書。直到幾年前開始聽學生練習的心得，印證了這套氣功的功效。卻又苦於不知如何呈現，才不會讓讀者覺得是天方夜譚！

最近三年來，溫室效應，極端氣候越來越嚴重，不是乾旱，就是一下雨就成災，地震、土石流、風災、霧霾、空氣汙染、不該下雪的地方、時節，竟然下了暴風雪，熱的地方更熱，冷得更冷，且一年比一年嚴峻。

因此個人認為這本書急需要出版，如何種樹才能讓樹發揮它最高的功效，人類的思想、所作所為對天地之間產生的影響，地球內部的循環系統與人體的系統功能相似，並且和「氣」相應等。讓人們了解其重要性，而因此能夠保護地球，減少極端氣候帶來的災難，這是出這本書最終的目的。

首先感恩內人整理我的日記，四年前她就開始陸續將我的日記打字、電腦存檔，寄給女兒、女婿看。二〇一六年初我回台灣，正好女婿放寒假，他投入整個寒假的時間，將這些資料整理成一本有系統的書。兩位女兒也在工作與家事之餘，儘量抽空幫忙翻譯。

個人認為要成全一件事，必須因緣具足；除了家人外，最需要感恩的是這些學生。他們有些是自我來到阿根廷，就開始跟著我練習的，至今已經三十多年了。有些雖沒有那麼長的時間，但師徒之間已經培養出很好的默契，亦即心靈上的交應。每次到外地旅行回來，學生都會說：「好想念老師哦！」

因為有他們的一同學習，督促我必須不斷的提升自己。由於我時常跟學生灌輸環保概念，談大自然的生態，所以當我向學生宣布要出一本氣功與大自然連結的書，主要內容是如何順應大自然來保護地球時，大家都很高興，好像家裡要辦喜事一樣，興奮雀躍不已，主動的要盡一己之力，奉獻他們的所長幫忙。例如氣功的十四個動作由丹尼爾（Daniel Fresno）繪圖，卡蜜拉（Camila）彩繪的如何種樹圖，維多利亞（Victoria）將我們靜坐觀想的結果，地球內部與大自然、宇宙間的關係以手繪成圖。路易士（Luis）與費列里哥（Federico）、慈濟志工蕭清松師兄幫忙錄製剪輯十四個動作的影片、鍾慈揚協助提供照片。還有住在台灣，已經五十年沒聯絡的內人小學同學王一陸，也徵得他的同意將他所攝的照片放入。此外，還有兩位女兒幫忙翻譯，大女婿協助整理和潤飾等工作。

一切都是好因緣，二〇一四年八月，女兒、女婿來到阿根廷，承蒙駐阿根廷代表處的協助，我們辦了兩場有關東方文化及哲學思想的講座，由女婿主講、女兒翻譯成西班牙語。一是在薩爾瓦多大學，一在臺灣會館，吸引許多對東方文化有興趣的阿根廷人聽講，自此與代表處有較多互動，也了解黃大使聯昇先生不餘遺力的在阿根廷推動台灣文化，為介紹台灣所做的努力。

黃大使平常忙於公務，一般假日也難得休閒，總要忙著參加僑胞所辦的活動，能在百忙之中寫推薦序，個人感恩不盡。

陳羅克先生旅居德國，來阿根廷參加國際藝術雙年展獲獎，我們經由蔡慧玲組長介紹而認識。除了藝術方面的造詣，陳先生也是德國萊茵烏伯太極拳聯盟主席，對太極拳有相當造詣。後來陳先生再來阿根廷，是以太極拳主席身分，到海外推廣太極拳。基於同樣對太極拳的愛好，我們之間沒有因認識不久而覺得陌生，反而有相見恨晚的感覺。德國收容大批難民，他也在德國推動避難兒童的藝術公益活動，希望借此對難童的心靈有所幫助。

當我邀請他寫推薦序時，他一口答應了。為了寫序，專程閉關打坐兩天，可見他做事態度的認真與用心。在序文中對「氣」的解釋，以及舉例說明愛惜物品會令人產生好氣場，可知他對這方面也很有深的研究。非常感恩他寫的這篇推薦序。

剛開始跟女婿、女兒提及要寫一本氣功與環保書時，他們都不看好，認為坊間這種書已經琳瑯滿目了，何必要湊上一腳。直到二〇一四年他們來阿根廷，女婿看到學生學習的態度及見證成果、對老師的尊敬，以及病人樂於和我作朋友，有問題會找我商量，聽取我的看法。他覺得以一個外國人能在這裡受到這樣的尊重，應該有其獨特之處。尤其他學哲學，凡事喜歡以哲學與科學的角度去研究；「導讀」中提到的「草木有情、植物有心。植物在我們賴以維生的需求中，扮演著極關鍵的角色，我們照顧它、滋養它、保護它的同時，亦也在照顧、滋養及保護我們自己」，於我心有戚戚焉！

世界災難不斷，許多國家提出的減碳政策，若要切實執行起來，不是要投入很多經費，就是遇到很多困難，不免流於形式。所以許多人都很贊同我出這一本另類的「減碳」改善方式，既簡單，所需經費又不多。只要人類顧好自己的心，注意自己的生活，不浪費物資，改變種樹方法，拯救地球真的是指日可待！

我時常跟朋友分享，在我一生中，遇到幾位影響我甚深的明師。如跟王樹金老師學習內家拳、江良基老師學習針灸及洗髓功。因為學習了這些功夫及技藝，讓我有勇氣來到阿根廷發揮所能。也慶幸自己有因緣加入慈濟，吸取證嚴法師的法，接觸許多苦難的眾生，體會世間疾苦，並用師父所教導的法來與學生、病人互動，得到良好的功效。在出書前夕，憶及過往，感念恩師浩瀚如海，衷心感恩！

趙標昇　2016.5

看更多

大自然的律動
官方網站
http://www.thevibrationofthenature.com/

搖識氣功
動作解說影帶
配樂：Tony O' Connor
http://www.thevibrationofthenature.com/index.php?id=99

Pixnet 部落格
http://vibrationnature.pixnet.net/blog

醫療保健 03

大自然的律動

作　　者：趙標昇
美　　編：塗宇樵
封面設計：塗宇樵
執行編輯：楊容容
出 版 者：博客思出版事業網
發　　行：博客思出版事業網
地　　址：臺北市中正區重慶南路1段121號8樓14
電　　話：（02）2331-1675或（02）2331-1691
傳　　真：（02）2382-6225
E—MAIL：books5w@gmail.com、books5w@yahoo.com.tw
網路書店：http://bookstv.com.tw/
http://store.pchome.com.tw/yesbooks/
博客來網路書店、博客思網路書店、
三民書局、金石堂書店
總 經 銷：聯合發行股份有限公司
電　　話：（02）2917-8022　傳真：（02）2915-7212
劃撥戶名：蘭臺出版社　帳號：18995335
香港代理：香港聯合零售有限公司
地　　址：香港新界大蒲汀麗路36號中華商務印刷大樓
C&C Building, #36, Ting Lai Road, Tai Po, New Territories, HK
電　　話：（852）2150-2100　傳真：（852）2356-0735
經 銷 商：廈門外圖集團有限公司
地　　址：廈門市湖里區悅華路8號4樓
電　　話：86-592-2230177
傳　　真：86-592-5365089
出版日期：2018年4月 初版
定　　價：新臺幣300元整（平裝）
ISBN：978-986-95955-8-2(平裝)

國家圖書館出版品預行編目資料

大自然的律動 / 趙標昇 著
--初版--
臺北市：博客思出版事業網：2018.04
ISBN：978-986-95955-8-2(平裝)

1.氣功 2.養生
413.94　　107005130